贰阅 | 阅爱·阅美好
ERYUE

让阅读走心
让阅历丰盛

创伤30讲

施琪嘉◎著

北京联合出版公司
Beijing United Publishing Co.,Ltd

图书在版编目（CIP）数据

创伤 30 讲 / 施琪嘉著 . — 北京 : 北京联合出版公司 , 2023.4

ISBN 978-7-5596-6705-2

Ⅰ . ①创… Ⅱ . ①施… Ⅲ . ①精神疗法 Ⅳ . ① R749.055

中国国家版本馆 CIP 数据核字（2023）第 051225 号

创伤 30 讲

作　　者：施琪嘉

出 品 人：赵红仕

选题策划：北京时代光华图书有限公司

责任编辑：周　杨

特约编辑：李燕子

封面设计：零创意文化

北京联合出版公司出版

（北京市西城区德外大街 83 号楼 9 层　　　100088 ）

北京时代光华图书有限公司发行

北京晨旭印刷厂印刷　　　新华书店经销

字数 160 千字　　　880 毫米 ×1230 毫米　　　1/32　　　7.75 印张

2023 年 4 月第 1 版　　　2023 年 4 月第 1 次印刷

ISBN 978-7-5596-6705-2

定价：68.00 元

目 录

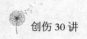

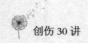

07 如何让情绪崩溃、失控的他平静下来
|创伤救治|

08 情绪崩溃、失控了，如何让自己平静下来
|创伤自救|

09 总是敏感脆弱？是时候修复父母种下的"内伤"了
| 童年创伤 |

10 如何抚平心头的焦虑恐惧，恢复安全感
| 恐惧感 |

11 如何减轻挥之不去的内疚感和羞耻感
| 内疚与羞耻 |

12 怎么摆脱自卑感，不再盲目贬低自己
| 自卑感 |

13 感觉生活在罩子里，麻木不真实，怎么办
| 解离与创伤 |

14　失眠、多梦，怎么把悲伤赶出孤独的深夜
　　| 梦与创伤 |

15　心在隐隐作痛，怎么让自己放松下来
　　| 躯体疼痛与创伤 |

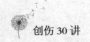

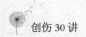

28 都说男儿有泪不轻弹，憋出内伤怎么办
| 男性创伤 |

29 退休、生病……如何让老人的晚年生活更幸福
| 老年创伤 |

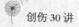

01

你是否也有未愈合的心理创伤

| 创伤自我觉察 |

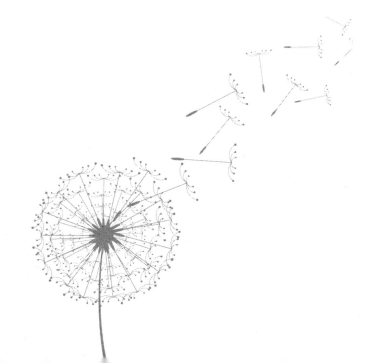

重大的创伤性事件

重大创伤性事件的两个标准

心理创伤是指一个人经历重大创伤性事件，并且在当时或一段时间后产生的创伤性结果。那么，何谓重大创伤性事件？它应该符合两个标准。

1. 现实生活中危及生命的重大事件

重大创伤性事件是指让身心受到的伤害强度非常大的事件，比如亲友死亡，造成大量人员死亡的重大灾难；或者造成一次性身心伤害强度特别大的事件，如导致受伤者重伤、失明、截肢等的伤残事件。

2. 发生的事件突破内心的信念

创伤的形成还建立在一个人的基本信念之上——我们能够活下来往往基于这样的虚幻信念，可谓之神话，就是"坏的事情不会发生在我的身上""死亡这种事情，离我远得很"。但是当这种信念被所发生的重大事件突破，人的内心就会产生创伤。所以，所谓重大事件的"重大"，也指事件突破了人们多年生活经验构建起来的虚拟神话。

有一次，我在呼和浩特参观博物馆，看到一对夫妻跟他们的孩子在玩躲猫猫，但是他们的目的不是跟孩子玩，而是要看孩子在父母"失踪"后有什么反应。当时，这个孩子看上去只有两三岁，当他突然回头，看不见父母，周围也没什么人时，立刻"哇"的一声就哭起来，边哭边喊"妈妈，妈妈"。

年轻的夫妇躲在很远的地方，好像还很开心的样子，因为他们验证了孩子是需要父母的。其次，他们验证了内心这样一个开玩笑的想法："哎，你看，孩子真的吓着了！"每个孩子在成长的过程中，都有一个信念：父母是不会抛弃我的。当父母跟孩子开这个玩笑时，孩子的信念被突破了。因此在那一瞬间，孩子是真的被吓坏了，觉得天都塌下来了——"爸爸妈妈抛弃了我"！对于孩子来说，被父母抛弃就意味着无法生存。在心理上，孩子立即会感觉到无法活下去，所以对孩子来说，这件事情在内心被放大至突破了"父母不会抛弃自己"的信念。

对孩子不能随便开这样的玩笑。因为这个玩笑在孩子的内心很可能会被放大，甚至等同于发生了现实世界的抛弃。孩子心理发展还不成熟，难以识别内心世界和现实世界的区别。孩子没有成人那样的识别能力，"哦，这是在跟我开玩笑"。孩子的内心世界和外在世界的距离很近，所以他会将玩笑信以为真。因此不要轻易跟孩子开玩笑，也不要轻易说"你是垃圾堆里捡的""我们不要你啦"诸如此类的话，这些对孩子来说，相当于诅咒——他不能面对的诅咒。

重大事件的"重大"对于成人来说，可能在强度上表现为重大，但对于孩子来说，它的表现就是在内心被放大到突破信念的程度。对孩子来说，什么样的事件会突破信念？就是那些让孩子感觉到自己被忽略、没有被照顾、被抛弃的事件。

重大创伤性事件的两个特点

1. 现实性和伤害强度

现实性是指事件是真实发生过的，如真的发生车祸。伤害强度是指事件的严重程度，如严重躯体创伤、一次性多器官损伤、死亡，甚至是多人死亡。创伤事件的重大性与现实性和伤害强度有关。

2. 与个体内在的体验有关

如前面所说的父母在博物馆与孩子玩躲猫猫的例子。由于孩子内心无法理解这个玩笑，也无法接受"父母对自己的抛弃"。因此，他会信以为真，并且把这件事放大。于是这件事就变成了危及生命的重大事件，对孩子来说，这就叫作重大创伤性事件。

心理创伤事件的分类

根据创伤的来源，心理创伤事件可以分为三类。

1. 自然灾害

以美国加州发生的山林大火为例，大火瞬间就把居民的房屋、几乎所有财产烧毁了，甚至危及生命，人们不得不逃离家园。面对这样重大的自然灾害，人们除了接受，别无他法。

2. 人工灾害

人工灾害，比如汽车事故、列车出轨、飞机失事、建筑事故等。这些事故会造成大量伤亡，但都不是人们有意为之的，是通过人类制造的工业产品间接造成的伤亡，所以我称之为人工灾害。人工灾害的发生比较频繁，很多时候受害个体可以获得保险或责任方赔偿，因而得到一定程度的安抚。

3. 人为伤害

人为伤害与人工灾害是有差别的，指有意地折磨、伤害受害者。人为伤害包括绑架，强奸，有意的情感和躯体虐待、性虐待等。与其他动物相比，人类不仅因为争夺资源、掠夺财物等而杀人，还会因为要获得一些快感、乐趣或特殊的爱好而折磨自己的同类，甚至以折磨同类为乐。人为伤害是极易导致创伤性结果的心理创伤事件。

心理创伤的自愈能力

创伤包含两个要素：创伤性事件和创伤性结果。创伤性事件包括自然灾害、人工灾害和人为伤害。值得注意的是，不是所有的创伤性事件都会导致创伤性结果。人类进化到现在拥有的最重要的能力之一就是创伤自愈能力。可以说，人类经历过无数天灾人祸活到现在并不容易，能够成功地生存下来，主要在于人不仅能把创伤变成经验，而且还能把创伤变成动力。所以，建议不要轻易给别人进行心理创伤治疗，因为很多人是有能力自愈的。

现实生活中，人们常说两句话：第一句是"哭吧，你哭出来就好了"，意思是说你有什么事情你说吧；第二句是"哎呀，这件事情都已经过去了，就不要再说了"。这两句话指出了两个方向，即"说"与"不说"。对一般人来说，这样表达是很正常的，因为他们不是专业的心理治疗师，他们可能只是为对方提供倾诉的渠道，或者对倾诉者进行说服教育而已。

但是，对于心理治疗师而言，就需要对"说"和"不说"的原因、后果以及前提条件有清楚的认识和周密的考虑。有的心理治疗师总喜欢邀请来访者描述创伤性事件发生的过程。来访者对于创伤产生的过程"说"还是"不说"，首先需要明确的是，不是所有创伤都需要心理治疗来干预，80%~90% 的人经历创伤性事件后一段时间内基本可以自愈。所以，对于大部分遭遇创伤性事件的人，事后需要多多陪伴他们，不建议他们轻易去做心理治疗。不过，10%~20% 的人经历创伤性事件，尤其是人为伤害后，很可能会导致严重的心理创伤。

从某种意义上来说，不存在没有创伤的人，只不过是创伤大小以及处理创伤能力不同而已。所以，需要牢记这一点，创伤可以让我们积累生活的经验，并且可能会通过创伤为我们形成新的动力。有人说：创伤是光照进你心里黑暗的那个地方。

02
心理创伤是如何影响我们的
| 创伤反应模式 |

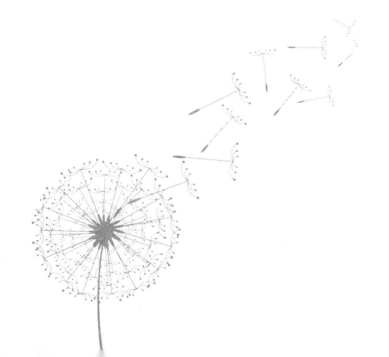

泰尔 I 型创伤与泰尔 II 型创伤

虽然创伤性事件并非总是导致创伤性结果，但是仍有不少人在经历创伤性事件后会产生创伤性结果，也就是创伤后应激障碍（PTSD）。人为伤害、重大创伤性事件，以及在幼年时期反复发生的创伤性事件最容易导致创伤性结果。创伤性结果的产生不仅与创伤的类型有关，与创伤性事件发生的时间也有关系。

1989 年，心理学家诺·泰尔提出将心理创伤分为两大类：泰尔 I 型创伤和泰尔 II 型创伤。泰尔 I 型创伤也称为简单型创伤，泰尔 II 型创伤也称为复合型创伤。

泰尔 I 型创伤的表现及影响

泰尔 I 型创伤主要发生在成年期，是一次性创伤。比如，你在路上突然被高空坠物砸到，造成较重的脑外伤。这种情况发生的概率虽然很低，但仍可能发生。还有车祸一类的事件，虽然没有人愿意遇到它，但显然无法保证一定不会遇到，因为它往往是偶然发生的、不可预料的。偶发的创伤性事件，可能会让当事人在一段时间内出现失眠、惊恐等现象。一般情况下，创伤反应的强度经过一段时间会逐渐降低。

泰尔 II 型创伤的表现及影响

泰尔 II 型创伤，也叫复合型创伤，与泰尔 I 型创伤相比，泰尔 II 型创伤往往发生在儿童时期。儿童时期发生的这一类创伤往往不是偶然的，而是人为的，而且很多时候还是蓄意而为的。遭受泰尔 II 型创伤的儿童，他们的父母可能有这样的特点：性格不好、经济情况不好、受教育程度不高。他们容易把愤怒、内在的不好和恶投射在孩子身上，而孩子没有反抗能力，逃无可逃。比如，继父、继母虐待伴侣带来的孩子。在这种家庭环境中，父母对儿童的虐待、贬低、情感疏远，甚至是性伤害，往往存在蓄意伤害的成分。

这类父母对孩子说出的话也经常是有意而为的。如，"你就是垃圾""我后悔没把你掐死""你是捡来的""我真是觉得你不如别人"……他们极尽谩骂之能事，怎么对孩子有害，怎么让孩子不舒服，就怎么说。他们不管孩子喜不喜欢，能不能承受，只管发泄自己的不满和怨恨，是典型的恶父恶母。

我的一个来访者曾经跟我说过一件特别心酸的事情："如果我的爸爸早上打我一顿，我这一天就过得特别舒坦。"为什么他会有这种奇怪的感觉呢？他说："你想想啊，我爸爸妈妈每天打架，我爸爸每天出去赌博、喝酒。我小的时候，不管怎么做，都会挨打。我的一个印象是：晚上我睡着了，咣当一声门被踢开，然后他不管三七二十一，把我拎起来就一顿打。他需要打人，不管是出于什么理由，反正就是要打我。所以，我感觉如果他早上要是打了我，那这一天就不会再打我了，当天的仪式就完成了。"

通过他的描述，我们就不难理解为什么他会有这种奇怪的感觉，原因在于他有这样的"恶父"。

有时候来访者在描述他们的父母怎么对待他们时，我们会觉得这样的父母还是人吗？这是父母吗？但这样的父母，他们并不一定觉得这样做是在折磨孩子。有时候他们会想："我要考虑你，那谁来考虑我呢？"这时候，其实孩子成了父母的"父母"，他们把孩子当作工具利用。女儿在成长过程中容易变成母亲的母亲，儿子容易变成母亲的"丈夫"，因为母亲依赖不了她的丈夫，所以她把儿子当作丈夫来用。

在家庭虐待中，有一种症状叫停止尖叫。孩子受到迫害的时候会不由自主地想叫出"爸爸救命，妈妈救命"，但当他看到迫害他的人就是父母时，他叫不出来，他无从求救，只好用手捂住自己的嘴。

创伤经历对孩子的影响

创伤经历在孩子的内心会产生什么影响？这类孩子会发展出两种方向的应对模式。

对他人、对自己的孩子热情和友好

一种发展方向是对他人特别热情、友好，发誓这种事情不会再发生在自己以后的家庭和自己孩子身上。所以他会对自己的孩子特别特别好，对他人、对社会也特别有同情心。

由受害者变成加害者

另一种发展方向是我们在临床上常常看到的正好相反的方向，即童年在原生家庭受过虐待的孩子，成年之后对人不是特别友好。由于父母曾对他毫无感情，所以他对人也毫无信任感，甚至发展出反社会型人格障碍。男性常常因为打人、滋事进监狱。女性则更多地发展为边缘型人格障碍，也会因此而就医，她们给人的印象是跟别人关系总是不好、容易发生争执、经常自残自伤。

一个曾经受过伤害的受害者，后来发展为开始伤害他人的加害者。但由于他曾经也是一个受害者，所以，有的治疗就从受害者扩展到了加害者。我们可以理解为，很多人对他人不友好，是因为他们小时候就是被伤害的人。这也是泰尔 II 型创伤的特点。

从转归上来说，如果不去干预一次偶发的创伤，受害者精神也可能自行恢复。因为泰尔 I 型创伤最大的特点就是自愈能力，精神恢复只是时间的问题；对于泰尔 II 型创伤，自愈能力表现为受害者将自己的精神包扎起来，很多年都不让它发作，在这种情况下，受害者也可以自由成长。但是泰尔 II 型创伤如果是人为造成的，那么极有可能演变为创伤性结果。无论是否是人为伤害，一般来说，泰尔 II 型创伤迟早会发作，而且患者在人际关系中总是比较敏感，容易被激惹，特别有攻击性，表现为挑衅他人，或者伤害自己。

应对创伤的个人资源

创伤的发展结果除了受创伤发生的时间、年龄以及强度的影响，在心理过程中还有一个重要的影响因素——个人资源。

个人资源分为两类：一类是内部资源，如父母、祖父母、外祖父母等有养育关系的人，他们对待孩子的好坏程度决定了孩子个人资源的好坏；另一类是外部资源，也就是除了家族内的养育者和照顾者，家族以外的，如老师、邻居、朋友也会对孩子提供一定的支持，孩子在成长过程中也往往会去利用这些资源。所以，很多人即便在家庭中没有良好的资源，有时却可以在更大的范围内找到好的资源。

人际间的三种关系

照顾关系

衣食住行是最基本的照顾，如父母给孩子提供一个家。有的父母认为只要照顾好吃穿住行就行了，除此之外跟孩子没什么关系。但是，仅仅有照顾关系是远远不够的。

依恋关系

如果父母经常陪孩子玩游戏，给孩子讲故事，有亲昵的身体接触（抚摸、洗澡、打闹等），孩子与父母之间就会逐渐建立依恋关系。有的孩子被父母养大却没有什么感情，因为孩子与父母没有形成依恋关系。有的时候，保姆很喜欢孩子，她跟孩子讲话、抱孩子，不仅在生活上照顾孩子，内心也真的是喜欢孩子，于是孩子与保姆就建立了依恋关系。对孩子来说，有这样一个保姆是幸运的。可是父母就要反省了，保姆可能会夺走本该属于父母的依恋关系。当然，父母如果不在乎这样的依恋关系，那就不要指望孩子长大以后对他们有感情，照顾他们。

主体间关系

有些人好像有点儿不谙世事、不明事理，与人的交往总是有什么地方不到位。这与第三种关系——主体间关系有关。主体间关系简单地说就是人际间的关系。言下之意就是，人与人之间有没有交往的规则？能不能调侃开玩笑？这些就是荣格说的面具。面具在此不是贬义词，而是指每个人要适应这个社会，必须要懂得一些社会规则，要了解人际间交往的一些技巧。如当别人跟你开玩笑时，不能当真；与人交往要有界限、有距离、有分寸，还要具备一些相应的能力；等等。

有些人的问题就在于不知道怎么跟人打交道，他们不懂规则，不讲界限，也不讲伦理，因为他们的父母没有教过，成长过程中也没有学会这些技巧。所以成年以后，他们往往不受欢迎。

值得注意的是，在创伤理论中，这种没人教育导致的技能缺失也是创伤的一种表现。他们从来不在意别人怎么想，界限在什么地方。因为自己有创伤，他们常常连自己内心的事情都忙不过来，所以他们给人的印象就是"这个人怎么这么自私啊，这个人怎么搞的"。很多时候，他们完全不懂别人是在开玩笑还是有别的意思。出现这种情况，说明他们很可能有早年创伤，而且是泰尔 II 型创伤。

03

父母带给你的创伤，你如何传递给孩子

| 创伤的传递 |

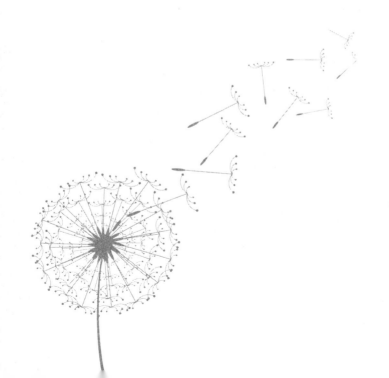

创伤传递的形式

创伤发生以后会影响到下一代，甚至是第三代，这种现象叫创伤的传递。

多年前，有一个学生在 BBS（网络论坛）上写"我要把我的老师杀掉"。他详细地描述了他要如何"杀"他的老师。

他的描述如此之详细，而且这个计划看上去还是可行的，因此学校高度重视，并找到我。校方说这个学生只是在 BBS 上留言，学校还没有发生流血事件。校方问："是否需要告诉他我们知道他是谁，并通知他的室友先转移？"我说："那还犹豫什么呢？先把他叫到我这儿来，而且把他父母也叫过来。"

见面之后，我发现他是一个反差非常大的人，外表文质彬彬的，戴着眼镜，皮肤白皙，说话慢条斯理的，没有丝毫凶猛的特性。

从人格角度分析——人格分为主要人格和劣势人

格——如果一个人平时表现比较斯文内向，可能他的内在就隐藏着正好相反的性格，这种隐藏的性格就是他的劣势人格。从创伤的角度而言，他隐藏的带有杀戮性质的攻击性从何而来呢？如果从日常学习生活来看就会百思不得其解，因为他平时与同学关系还好，学习成绩也可以，也没有遭受校园霸凌。

因此我询问了他的父母。他的父母都是知识分子，父亲在回忆的时候说到一件事："孩子的爷爷在'文化大革命'中被毒打过，而那个情景我看到了，但是当时我儿子并没有出生，他根本没有目睹那件事。后来孩子的爷爷也没有再提起那件事，因为不愿意提。"这时孩子的父亲自言自语道："也许是那件事情对他有影响。"

其实这位父亲的推理是很有道理的。关于创伤的传递，有学者做过分析和研究，认为创伤发生在某一个人身上时有几种传递形式：水平层面传递，包括传递给伴侣、传递给同辈；垂直层面传递，包括代际传递、隔代传递。

水平层面传递

比如，创伤传递给创伤经历者的伴侣。夫妻之间互相指责抱怨、吵架，甚至打架，导致家里的整体气氛特别不好，制造了一个创伤传递的过程。

此外，创伤传递给周围同辈。比如兄弟姐妹、堂/表兄弟姐妹，以及来往密切的朋友。

垂直层面传递

垂直层面传递是最容易出现的一种创伤传递形式，如父母心情不好，孩子在家里就大气不敢出。想要"杀"老师的例子是垂直传递中的隔代传递。爷爷的创伤隔了一代传递到孙子身上。虽然孙子并不知道爷爷的经历，可是他的内心有种无法解释的狂怒，所以父亲的推论是有道理的。

重大创伤在三代人身上的不同表现与结果

创伤的传递是有一定规律的。

遭受重大创伤的人可能会比较压抑，这部分人的自杀率相对比较高。

这种创伤传递到第二代表现为反社会和愤怒的形式。第二代往往显得愤世嫉俗，觉得遭到不公平的对待，总是对社会、对环境、对人不信任。比如，有些人会发表一些反社会言论。从创伤的角度理解，这就是他们愤怒的表达。

当重大创伤传递到第三代时，第三代人开始对自己无法解释的情绪感兴趣，想要探索其来源，继而在探索过程中对家庭的传承感兴趣，于是去寻找相关资料还原历史事件，变成了历史的记录者。

综上所述，重大创伤导致第一代抑郁，第二代可能呈现出反社会愤怒，而第三代成为历史记录者。这种历史的记录反映了一种现象，即特别重大的创伤是绕不过去的，它迟早是要说出来的，而说出来才是对创伤进行最终处理和疗愈。

创伤用什么形式说出来、在什么时间说出来特别重要。并不是说，重大创伤事件一发生就要马上说出来。比如，一个人遭遇强奸后，如果让她把过程详细地说出来，这会对她造成再一次的创伤。但是多年以后，当她成长了，当她有足够的时间、足够的资源和力量支持的时候，她再主动诉说这件事情，就不会对她造成再一次的创伤。

共识记忆与共享记忆对创伤的疗愈

学者徐贲在《中国人人格的深层分析》中描述到，当创伤被记录下来以后，就形成了共识记忆和共享记忆。共识记忆和共享记忆是创伤疗愈的重要途径。

共识记忆是指人们对共同经历的记忆。如一起参加一个晚会或同学会，那么每个到场的人都会有参与晚会或同学会的共识记忆。

共享记忆是指一个没有参与、经历某事件的人，反复听别人述说该事件或看该事件的文字描述而产生的关于该事件的记忆。一次创伤怎样才能被别人记住呢？一定要有人反复去讲。如果没有人去讲，或被其他人篡改，那么就无法形成共享记忆。所以，一部电影、一部文学作品、一个反复要求的道歉、一个事件还原的说明、一个追悼会或仪式，都能使我们回到过去事件发生的时间和场景，形成共享记忆。

中华民族为什么能够绵延数千年呢？原因之一就是在创伤的传递过程中，我们有一些共享记忆通过史书、文献和仪式得以传递。比如清明节的仪式是对亲人的祭奠等。通过这种仪式，能够让我们的记忆变成一种共享记忆，能够让我们的创伤得到处理，从而使创伤传递的不再是创伤，而是应对创伤的经验。

所以，要防止创伤横向、水平地扩散，而要让创伤在垂直层面向下传递，向第二代、第三代传递，甚至在整个民族代代相传。因此，共享记忆是非常重要的。

04

不承认、意识不到的创伤有多可怕

| 隐性创伤 |

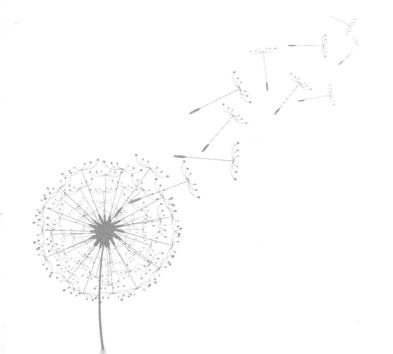

隐性创伤的两大类表现

有时候创伤不被识别和认同是因为：第一，它的表现比较隐晦；第二，有些创伤是不能说出来的。

亲人去世导致的分离反应

一个40多岁的男人，他的父亲在70多岁时去世了。父母之间的感情特别好，父亲去世后，母亲就陷入了抑郁、要自杀、不吃不喝的状态。40多岁的儿子发现冰箱里母亲积攒的药，知道母亲有自杀的念头，特别着急，于是把母亲带到我这儿连续做了4次治疗。

在这4次治疗中，他母亲讲了很多过去发生的事情。到了第4次治疗的时候，这个男人突然说："噢，我现在终于明白我为什么不吃鸡蛋了。"他解释道，从出生到现在，印象当中他是没有吃过鸡蛋的。吃鸡蛋对普通人来说太常见了，煎鸡蛋、蒸鸡蛋、煮鸡蛋，双面蛋、单面蛋，等等。可是在这个40多岁男人的记忆中没有任何吃鸡蛋的记忆。他明白了什么呢?

　　他的母亲是家里的老大,他出生以后就成为外婆的第一个外孙。在他能够增加辅食后,外婆就会每天给他蒸一个鸡蛋。在武汉,蒸鸡蛋还要在里面加肉,叫汽水肉,吃起来特别香。他每天都能吃上一碗外婆专门为他蒸的鸡蛋。

　　他1岁的时候,有一天外婆突然被诊断为急性白血病,7天以后就去世了。从那以后,就没有蒸鸡蛋这样的"专项特供"了。外婆离世后,可能大家都忙,而且也不觉得对于1岁的他来说,蒸鸡蛋这件事变成了一个仪式,一个跟外婆连接的仪式。可是,他的躯体有记忆。他通过不吃鸡蛋来怀念他的外婆,或者说,外婆走了就意味着鸡蛋也走了。他不吃鸡蛋,就意味着他的内心还有某种期盼——鸡蛋只有外婆在的时候才能吃。

　　躯体化的表现是创伤隐晦的表现形式之一。

　　由于亲人去世导致的分离反应,可能是创伤的一个来源,但是它可能没有被我们识别出来。如果一个小孩由爷爷奶奶、外公外婆照顾,而爷爷奶奶、外公外婆离世的时候,虽然小孩还不懂事,但也会变成小孩内心的一种痛。所以,要注意早年的分离——在孩子很小的时候和亲人或照顾者的分离,可能对孩子来说是一种很深的隐性的痛。

　　此外,我们需要注意身体症状的一些隐性含义。比如这个40

多岁的男人对他不吃鸡蛋的解释就是一个很明显的领悟。对于自己不吃鸡蛋的原因，他在 40 多年后他母亲对父亲的悼念过程中才突然明白，可见这个创伤隐藏得有多深。

家庭中无意间的话语、玩笑造成的创伤

在家庭中，可能某一句不经意的话都会对孩子造成创伤。可能这句话对于大人来说就是一个玩笑，不会在意，可是孩子会认为"我又不能反驳我的父母"，于是压抑在内心，变成隐性创伤。所以，父母永远不要随便跟孩子开玩笑，比如跟孩子说："你是垃圾堆里面捡来的，如果你不努力的话，你就跟垃圾没什么差别。"这对于孩子来说，可能象征着他能力不够，或者就是直接象征，比如孩子会认为"我就是垃圾"。

还有的父母随便开玩笑说"你是别人家的孩子"，这句话会像刀子一样深深地扎在孩子的心里。很多孩子长大后跟父母提起早年的这些话给他们带来的创伤，父母会说："我忘了，我没说过，我会这样说吗？"还有的父母打孩子打得很厉害，孩子大了以后提起这些事情，父母会说："我打过你吗？我打过这么重吗？我最多就用手拍一下。"这些父母完全料想不到，不经意的一句玩笑话，或者以为很正常的打孩子，对孩子一生会造成深远的创伤影响。隐性创伤很多来自直系亲属的某一句不负责任的、看似开玩笑的话。因为一句开玩笑的话，很可能会让孩子记一辈子，觉得父母是不爱自己的。

有一个学员曾告诉我他的经历：他得了很重的病，可能危及生命，做完手术后，虽然还在麻醉过程中，但他已经有意识了。而他妈妈以为他已经救不活了，对其他亲属说："家里的财产应该怎么分，这个孩子反正是救不活的。"

可以想象，一个孩子听到妈妈这么说的时候，内心的痛苦会有多强烈。

隐性创伤的发展方向

大人的言谈举止会像一粒种子，根植于孩子内心深处。这粒种子如果是优良的种子，这个孩子就会茁壮成长；如果是隐性创伤的种子，这个孩子可能会记一辈子，并有两个发展方向——升华和创伤。

升华

著名的奥地利心理学家、精神分析创始人弗洛伊德之所以成就斐然，也是他克服创伤的一种选择。弗洛伊德9岁的时候，一天晚上，他跑到父母的房间里去尿尿。对于孩子而言，这也是正常的，因为孩子起夜时会有方向的迷失感。但父亲并没有安抚他，比如问问弗洛伊德："你怎么啦？是不是夜惊啦？"他反而听到了影响他一辈子的话，他父亲说："这个孩子将来一辈子，都没有出息。"弗洛伊德记住了父亲的这句话，但他不愿意接受父亲的断言，所以他一辈子做的所有努力都在证明：他是有出息的孩子。

弗洛伊德升华了，他为了证明自己有出息，为了证明自己不是垃圾，终身努力学习、拼命工作，最终取得了辉煌的成就。

因此有人说："哎，这不是好事吗？棍棒底下出孝子，响鼓要用重锤敲嘛！"但事实上，孩子很小的时候更需要的是照顾、呵护、陪伴、理解、看见，离"响鼓重锤""棍棒"还远得很。我们常常会听到一些父母这么说："你看他现在这么有出息，那是小时候我把他打出来的，不然的话，他老早就学坏了。"很多父母会得意扬扬地把功劳归于自己，把坏归于孩子。

创伤

隐性创伤的另一个发展方向是终身创伤。比如，"你说我是垃圾，那我就是垃圾；你说我是捡来的，那我就跟你不亲了"。早年的分离，喜欢的人突然不见了，也没人告知原因，以后可能变成终身创伤，这种创伤也会表现在躯体、行为和情绪上。

需要注意的是，一个人早年的隐性创伤会给他成年后的生活带来重大影响。有隐性创伤的人在行为表现上可能一切都正常，但他内在是不开心的，这种不开心即便已经非常强烈，别人却看不出来。不过，他可能突然会在某一天做出完全超乎想象的事情。此外，他还会有某种躯体上的记忆，例如前文"不吃鸡蛋"的案例，这些具体情况都需要我们去识别。

05

说出来、哭出来，对自己真的有帮助吗

| 两种态度 |

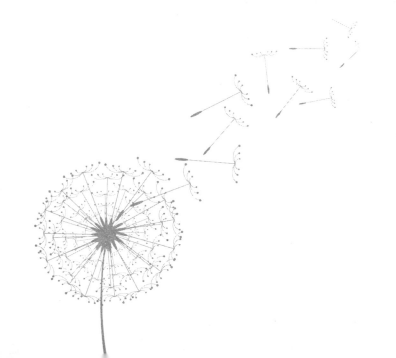

不同的创伤表现，不同的处理方式

有的人遭受心理创伤后会歇斯底里、哭闹、抓着人就哭诉，并且在哭诉的时候，似乎一直待在他自己的世界里，旁人基本上没有插话的机会。而有的人正好相反，我们希望他讲出来，可是他就是回避、目光呆滞、不愿意讲。

面对这些情况，其实有几个应对法宝。

第一个法宝是："你讲吧，讲出来就好了。"

第二个法宝是："你哭吧，哭出来就好了。"

第三个法宝是："过去的事就让它过去吧，还老提它干什么？"

这三个法宝代表着两种态度：一是让他说出来、哭出来；二是让他忘了，不要再提。

这两种态度哪种是正确的呢？对于创伤处理而言，这两种态度都是正确的。

哪些人、哪些情况下，讲述创伤是有帮助的

创伤的影响相当于大脑一次高强度的刺激。这种刺激由于过于强烈，导致大脑像短路一样，造成与创伤刺激相关的记忆堵在那里过不去。用过唱片或磁带的人，就知道播放过程中唱片或磁带卡住后，机器会一直重复地发出一种声音。就像鲁迅小说《祝福》中的祥林嫂一样，她总是逢人便讲她小孩被狼叼走的事情。那是因为她想要过这一关，但就是卡死在那里过不去，所以她就一遍遍地重复。

从祥林嫂的例子看，似乎一遍遍地说是没什么用的。可是对于创伤疗愈工作来说，讲述是一种螺旋式的深入，每讲一次，就完成一次哀悼的过程。

我的治疗师同事经历过这样一件事。他的一个来访者杀了人，而且杀人后打电话对他说："我要来看你，我被抓之前，要跟你说一说。"他接到这个电话之后特别紧张，他一直在想"他是来杀我的，还是只是来跟我说说"，他的神经一直处于紧张和兴奋之中。所幸那个杀人犯后来被抓住了，他们根本没见面。但是，当时这个电话扰动了他，使他晚上睡不着觉，他每天都要找人说这件事。虽然大家已经听他说了很多次，但是都耐心地听着，因为都是同行，能够理解。说了几天以后，他的讲述强度逐渐下降，最终不再说了。

所以，实际上讲述是有好处的。但要区分哪一类人适合讲述。适合讲述的人有以下几个特点：

第一，成年人；

第二，讲述的时候比较连贯；

第三，讲述中不会出现失控、倒地打滚、哽咽说不下去等情感不适的情况，讲述后感受会好一些。

符合以上三点的人是可以讲述的，尽管讲述过程中可能情绪会有所波动。

从某种意义上而言，心理治疗提供了一种供人讲述和倾吐的方式。在心理治疗方法中，发泄、宣泄、讲述都是产生疗效很重要的因素。也就是说，当事人找到一个可以信赖的人，向其倾诉内心的烦恼，就可以达到缓解痛苦的作用。但有的时候出于面子、自尊和隐私等方面的顾虑，可能难以找到可以讲述的对象，那么心理治疗就是一种不错的选择。

哪些人、哪些情况下，讲述创伤是有伤害的

遭受重大创伤或年龄太小的人

在遭受重大创伤的当下，当事人不适合立刻讲述创伤。如果一个人遭受的创伤太大，讲述时对创伤的再次体验可能完全把他击倒，出现情绪不能控制甚至崩溃的情况。

年龄太小的人不具备还原事实的能力，不适合讲述创伤。

在讲述过程中出现解离表现

在讲述过程中出现解离的表现，比如突然出现呼吸困难、倒地打滚、意识突然丧失，似乎变成另外一个人，也就是说，讲述者失控了。在这种情况下，我们认为其暂时不适合讲述创伤。

如何帮助不适合讲述的人

不适合讲述期间避免旅游

不适合讲述创伤的时期并不等于这期间完全把创伤性事件忘掉。有人建议："噢，发生这件事情，对他来说是一次创伤，那就送他去旅游吧！"这并不合适，为什么呢？到一个陌生的环境，看起来远离了遭受伤害的地方似乎会好一点儿，但是对于当事人来说，他需要对周围的事情进行判断，跟陌生人打交道，需要处理衣食住行各方面的事务，这些对于刚遭受重大创伤的人来说其实是很困难的，所以旅游是不合适的。

给予简单的、母亲般的关怀

如何陪伴暂时不能讲述，或者不能让其讲述的人？可以让他待在一个熟悉的环境，有朋友或者亲戚陪伴。

一位年轻的民警，第一次上班就持枪执行追捕通缉犯的任务，他刚好碰到了通缉犯，并一枪击毙了通缉犯。他看着那个通缉犯在他面前死去。这位民警立了功，单位让他休假。他当时并没有选择休假，而是回到自己熟悉的系统中。因为在这个系统中，大家都接受过开枪、抓捕逃犯，甚至经历过有生命危险的训练，他会获得充分的理解、支持和肯定。掏枪，击毙罪犯，虽然被击毙的是一个罪犯，但罪犯也是人。所以对于刚参加工作的年轻警察来说，这是重大的创伤性事件。虽然单位给他放假，但他自己在潜意识中没有选择去旅游，让自己处于一个陌生的环境中。这个选择是对的。他回到了自己的单位，熟悉的同事、朋友和领导对他都是包容、理解、赞许的，在这样的环境中，他平稳地度过了这个时期。

在当事人不能讲述的情况下，我们还能做些什么去帮助他呢？实际上一个人在创伤发生后需要"母亲般"的关怀。比如：有人对他有皮肤接触，进行抚慰；有人像母亲一样用轻柔的言语陪他拉家常，对他说"一切都会过去的"；有人陪他吃吃喝喝、休息，就像小孩和父母相处一样——我要吃东西了，我要喝水了，或者我们来玩一个简单的游戏吧，诸如此类。

同事、朋友、亲戚的看望和陪伴，对于处理重大创伤是有帮助的。面对熟悉的面孔，对遭受重大创伤者来说就好像回到了一个熟悉的环境，被呵护、被关注、被陪伴。

需要注意的是，他并不需要特别复杂的指导——"你应该深入、深刻地去考虑，从中吸取教训"，像这样复杂的话，他此刻听不懂。所以在高强度的刺激之后，亲朋好友的陪伴是需要一定技巧的。喋喋不休地讲一些大道理，他听不进去，也听不懂。但是，跟他唠唠家常，给他做做饭，和他玩一些看似很傻的游戏，对他来说都是有帮助的。一些特别简单的、重复的赘述，一些看似"没有油盐"的话，也会起到一定的心理治疗作用。比如，母亲对孩子讲些没用的话，"这个天很蓝啊""草很绿啊""吃饭没有啊""妈妈能跟你在一起感觉真好"，诸如此类的话，对遭受重大创伤的人来说是很温暖的。熟悉的声音会极大地安抚和帮助遭受重大创伤者，不使其创伤程度继续加深。

再次强调，一个人在遭受创伤的情况下，特别是遭受急性创伤的情况下，我们要采取的态度是：给他简单的、母亲般的、原始的，并有躯体的、生理上满足的关心。

06

时间真的可以磨灭所有伤痛吗

| 未完成的哀悼 |

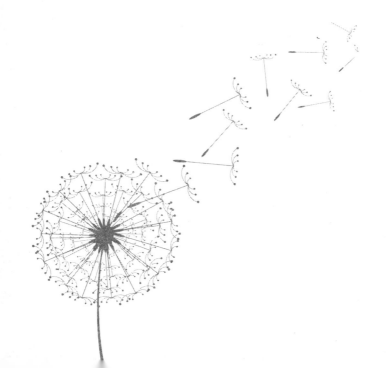

无法随时间淡化、痊愈的创伤

3 岁前的超早期创伤

时间可以疗愈一切创伤吗？

回想一下，我们从几岁开始记事？多数人都会说从 5 岁开始，还有一些人说从 3 岁开始。很少有人说自己能记得两岁时发生的事。

虽然大部分人不会记得 3 岁以前发生的事情，但 3 岁以前的生活却是真实存在的。一个人从出生开始内心其实是充满恐惧的，因为太脆弱，需要被照顾，因为对这个世界充满了不安全感，包括感觉受到威胁、不信任等。初生婴儿不像一些动物幼崽一出生就可以走，几个小时后就可以跑，可以自己进食。婴儿的生命力还很弱，完全不能自主行动和进食，必须被无微不至地照顾，因而怀胎十月分娩对于婴儿来说就是一个创伤。弗洛伊德的学生奥托·兰克（Otto Rank）专门写了一本书 *The Trauma of Birth*[1]，探讨人类出生带来的创伤。

---

1 该书未出版中文版，书名意为"出生创伤"。

特别重大的创伤

如果一个刚出生、非常脆弱，需要照顾的婴儿，由于照顾者照顾不周，感受非常糟糕，就会加重创伤感受。太过沉重的创伤对于一个人来说无法随时间淡化、痊愈。当一个人有很惨痛的记忆，尤其是跟创伤有关的记忆太沉重，以至于大脑自动将其"遗忘"，以免除内心的痛苦。弗洛伊德称之为屏蔽记忆（Screen Memory）。所以，屏蔽记忆描述的是重大创伤和早年创伤的遗忘机制，而3岁以前的记忆通常没有，原因之一可能是屏蔽记忆在起作用。

创伤的记忆表现方式

通过躯体的症状呈现

前文提到，一个40多岁的男人，在他出生后长到可以添加辅食时，外婆每天给他蒸鸡蛋，然而在他1岁的时候，外婆因急性白血病突然去世，他对外婆完全没有记忆，可是他有一个特殊的记忆，导致他直到40多岁也不吃鸡蛋。因此，从某种层面上看，创伤其实没有真正被遗忘，可能在意识层面人没有记忆，但仍然可以通过躯体呈现出来。这种身体记忆，有些人表现为不能被碰触到皮肤，这类人跟他人接触时会感觉到特别不自在，甚至别人一碰到他的皮肤，他就会跳起来。

　　　　电影《充气娃娃》中，一个男人的妈妈因生他弟弟时难产而死。失去妈妈以后，他的幼儿时期就很少有过皮肤接触。长大以后，他没有办法与人建立亲密关系。他的治疗师是一个跟他妈妈死的时候年龄差不多的女性治疗师。当治疗师对他说"我能够摸摸你吗"，他就感到全身不自在。接着，治疗师用一根手指摸他的手背，他全身表现得更加不自在。之后，治疗师用两根手指碰他的手臂，他几乎想要跳起来，但他告诉治疗师"我可以忍受"。治疗师继续明确地告诉他，要碰他的皮肤，并且碰触面积从一根手指到两根手指，从手背到手臂，再用三根手指触碰脖子。当治疗师触碰到他的脖子时，他立刻跳了起来，他完全受不了了。这就是一种身体记忆。

　　在临床工作中，我曾经看到这样的患者，他起的不是一般的鸡皮疙瘩，而是我们称之为风团的、一块块的、像铜币那么大的隆起。从身体记忆的角度看，如果一个孩子幼年时期没有得到母亲好好地照顾，很少有皮肤接触的照顾和护理，甚至经常挨打、掐，那么这个孩子长大以后的身体记忆多是以不能亲近、不能碰触皮肤来呈现。

　　可见，我们的创伤记忆会储存在我们的身体里，同时也通过身体表达出来。比如有的人莫名其妙地头疼、呕吐、腹泻，这些可能都是早年创伤的身体记忆的表达。如果要追溯自己的创伤，可以通过关注自己身体的某种习惯性的、不同寻常的持续反应来获取信息，因为那些表现很可能就是记忆储存的地方。

心理治疗中有一种躯体治疗，它的依据是既然创伤记忆无法说出来就不用说，而是用特殊物质把患者包裹起来。例如水疗，把患者浸泡在水里，让其回到水里，就好像回到母亲的子宫，泡在羊水中一样。

我在国外时曾经因车祸接受过一种治疗：把人的整个身体包裹在一种能够加热的，像橡皮泥一样柔软的材料中，并带有小小的压迫感。实际上这种治疗也是模仿人类早年在襁褓中被妈妈抱着的感觉，用这种方式也可以治疗身体的创伤记忆。

通过噩梦呈现

有些比较可怕的记忆，会通过噩梦呈现出来。比如，有的人经常在梦中惊醒，大汗淋漓；梦到被人追赶或追杀，甚至被人捅了几刀等。这类非常恐怖的梦就是噩梦。

做噩梦往往是一个人经历过创伤的表现，所以也有专门通过对噩梦，特别是对那种记得住的噩梦进行分析的治疗方法。

以解离的形式呈现

一个人说话的时候，说着说着，眼神涣散、动作迟钝，好像已经不是他自己，这种现象我们称为精神解离。碰到这种情况，我们要高度警觉，因为这个时候，这个人可能受到现实中某个我们称为"扳机点"的激发。比如听到某段音乐、某人的声音，或者闻到某种味道，他立刻变成了另外一个人，可以说他通过这个"扳机点"进入"时光隧道"，跑到他以前的创伤里。

　　一些在儿童时期遭受重大创伤的人，可能看起来已经平安无事，长大成人，但重大创伤、超早期创伤除了储存在身体里、梦里，很可能还会在"时光隧道"里通过解离的方式呈现出来。

　　综上所述，虽然普遍认为 80%~90% 的人受到的创伤会随着时间自然地衰减，自己处理掉，人们在成长的过程中能够应对和理解它们。但是也有一部分创伤，无论时间过了多久都还在那里，这些创伤就需要用专业的方法去面对和处理。

07

如何让情绪崩溃、失控的他平静下来

| 创伤救治 |

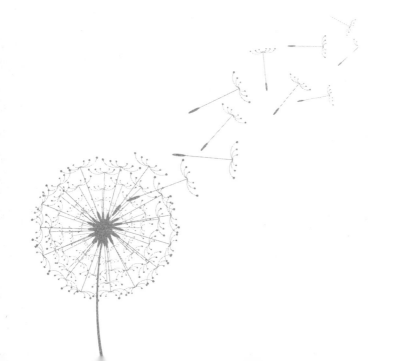

避免身体的意外伤害

有的来访者在遭遇创伤后，或者在治疗期间突然情绪失控，出现呼吸急促、大口喘气、全身无力、瘫软倒地、歇斯底里地大喊大叫，甚至晕厥。针对这些情况，我们应该如何处理？

及时搀扶

首先要防止来访者对自身及他人造成意外伤害。因为有的人在这种情况下情绪特别激动，可能出现过激行为，也可能全身肌肉僵硬而失去平衡，突然倒地，此时旁边有人及时搀扶非常重要。

纸喇叭辅助呼吸

纸喇叭辅助呼吸法用于由于浅快急促的呼吸而丧失过多二氧化碳，导致呼吸性碱中毒而晕厥的情况。具体的做法是把一张纸叠成一个喇叭状，然后把喇叭口对着当事人的口鼻，以增加呼出二氧化碳的回吸，帮助他降低或消除碱中毒，让当事人恢复清醒。事实上，这个小技巧之所以能够帮助当事人恢复清醒，还有一个原因是，当喇叭纸筒堵在他的口鼻处时，对他脸部皮肤的碰触能够使他回到现实中。

坐下或者躺下

在当事人全身肌肉不受控制，很有可能会倒地时，让他坐下或躺下会比较安全。需要注意的是，从我的临床经验来看，很多时候，当事人一旦瘫软了可能连坐都坐不住，这时让他躺下会更好。

稳定化工作帮助其回到现实

持续呼唤当事人的姓名或小名，说简单的话

持续呼唤当事人的姓名或小名，能够帮助当事人意识到他在"此时此地"，同时也传达出"你在现实中，不在过去的创伤之中"的信息，从而将其意识维持在现实之中。有的人创伤一发作，意识就回到创伤的情境之中，进入到过去的某一个创伤点，因此，使他的意识待在现实之中，有现实的连接，保持清醒，保持现实感，能够帮助他意识到"噢，创伤已经过去了，这时候我是安全的"。这很重要。

此外，在这种情况下，太多人在旁边跟他说很多话，或者

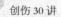
说复杂的话，他可能听不进去或听不懂，因而是没有什么用的。但是叫他的名字，特别是小名能够很好地使他接收到。

保持身体接触

帮助者要与当事人有一些身体接触。需要注意的是，面对家庭暴力、性创伤的受害者，要谨慎使用身体接触。不过在这种紧急情况下，社交礼节性的接触，比如握手、用手扶住他的肩膀等程度的接触还是可以的。

此外，接触的同时做一些摇晃的动作，一边叫他的名字，一边摇晃他的肩膀或手，或者握住他的手，都能使他和现实有连接。

保持眼睛睁开

在此，有一个前提是创伤使人们脱离了现实，认为自己停留在创伤情境之中。因此，使当事人和现实保持连接，是一个让其回到现实并从创伤的情境中脱离出来的重要原则。

很多人创伤发作时眼睛是紧闭的，因为双眼紧闭能够使他借助想象重现创伤情境，将意识从现实中剥离而回到创伤情境中。因此，如果能让他睁开眼睛，看到周围现实的人和事物，往往能帮助他回到现实。

邀请当事人描述现实的东西

让当事人睁开眼睛，叫他的名字，握住他的手并且摇晃他的肩膀，通过这些方法，如果能使当事人保持清醒状态，就可以进一步邀请他描述现实的东西，比如请他看着你的眼睛，说出你是谁，描述你的长相、头发颜色、穿了什么衣服。如果他能够跟随，就说明他回到现实的可能性比较大。接着让他继续描述可以看到的东西，如你身后有哪些东西、桌子上有什么东西、灯光、现在是白天还是晚上、墙上有什么画、窗帘是什么颜色等。如果当事人能够一直跟随下去，就说明他逐渐地回到了现实。

倒数计数的方式

用倒数计数的方式带当事人回到现实中。你可以这样引导当事人："××，现在我跟你在一起，我知道你现在在过去的某一个时空里，可是你能够听到我说的话，现在我每数一个数，你就回到现实中一点儿，当我倒数完5个数，你就彻底回到现实中来。5，我看到你在呼吸；4，现实中有什么东西，你描述一下；3，……"

曾经有一个中度创伤发作者的案例，我倒数5个数结束时他没有恢复清醒，然后我继续用更慢的速度从10开始倒数。倒数5个数大概用时两三分钟，倒数10个数大概用时5分多钟。如此反复操作后，当事人缓慢地回到现实中来。

安置到一个安全的、不被人打扰的地方

　　轻度到中度的急性创伤发作时，都可以通过使用提到的这些方法帮助当事人回到现实。但是，有些中重度创伤发作者，就不一定能通过这些方式回到现实，可能出现无论尝试什么刺激方式，他们都闭着眼睛，并且意识逐渐脱离现实的情况。

　　我在德国时见过一个特别严重的创伤发作病人，他一发作就坐在椅子上呆呆的，不动，但是也没有特别大的危险，比如没有跳楼，或者倒地被异物、凸起物伤到的可能，又实在无法将他唤回到现实中，只能让他安静地待在那里。

　　在德国，曾经有一个医院收治了 15 个严重的创伤病人。这些病人都因早年遭受严重家暴、性侵等反复、蓄意的人为伤害而形成严重创伤。这类有严重创伤的人，除了歇斯底里的发作时间，大部分时间处于一种解离状态，即意识回到过去的某个创伤情境，而这种解离从某种角度来看是一种自我保护机制。

　　我们来想象一个 5 岁的孩子，如果父母打他打得特别严重，他逃无可逃，那他就只能"灵魂出窍"，跑到另外一个世界，就如有的人描述的那样："我在天花板上看到我的爸爸打我，我一点儿感觉都没有，一点儿也不痛。"因为此时，他处于解离状态。

　　所以，对于中重度创伤发作者，碰到其突然走神、脱离现实，无法唤醒时，可以将他安置到一个安全的、不被人打扰的地方，通常两三个小时后，他会慢慢地回到现实中来。

　　需要注意的是，对于轻中度创伤发作者而言，他在解离状态中，意识回到过去的创伤情境中，有时候情绪会特别激动，所以

及时把他唤回来是很有必要的。但是，刚才描述的严重创伤发作者的解离状态是灵魂出窍，人格一分为二，一个让你打，一个"逃跑"了。这种时候，严重创伤发作者的解离也是一种自我保护，他用分裂的方式让自己"躲"了起来，因此唤不回来问题也不那么大，让他待在一个安静的环境中，慢慢地他自己就会回到现实中来。

对于经常解离发作的人来说，对他们的保护（稳定化工作）首先是让他们待在熟悉的环境中，有熟悉的亲朋好友陪伴；其次是不要给他们特别大的压力，就像妈妈对孩子说话一样，叫他们的小名，对他们说一些简单、温和的话。例如"现在没有危险""我会陪着你""这儿很安全""以前可怕的事情不会再发生"，诸如此类。这些话对他们来说很有帮助。

这些技巧能够让我们更好地帮助创伤发作者脱离创伤的情境，回到现实，同时也帮助我们理解当时的情境，从而采取恰当的应对措施。

08

情绪崩溃、失控了，如何让自己平静下来

| 创伤自救 |

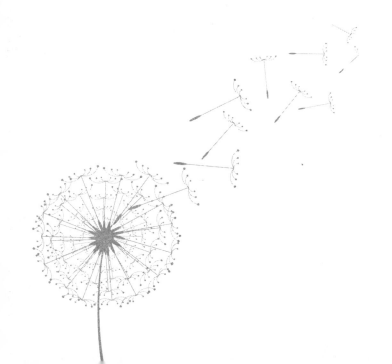

情绪失控的积极功能

创伤发作情绪失控，会表现出呼吸急促、呼吸困难，甚至有濒死感，此外还有不自知的情绪冲动或失控——情绪失控时，当事人可能对自己的行为没有意识和认知。处于解离状态的人，有的对自己的状态和行为完全没有意识，即便在公共场合出现失态行为，当事人也没有觉知。有的人还有一点儿残留的意识，会觉得"唉，这样不合适"，但是又被巨大的情绪淹没，无法控制自己。实际上一个遭受极端刺激、情感极端颓废的人，一定程度的情绪爆发对他是有益的。

2008 年汶川大地震中，有些干部自己的家人有伤亡，但他们没有情绪爆发，仍然像没事儿人一样去帮助其他人，直到一两年后症状才表现出来。此时的症状往往比一开始就有情绪爆发和行为失控的人更严重，可能发展到严重抑郁，甚至自杀。

心理学家对参加过伊拉克战争、阿富汗战争的美军进行的研究表明，战后一到两年，这些军人酗酒、抑郁症、创伤后应激障碍的发病率随着时间的延长而增加。
也就是说，经历剧烈战事的军人回国以后看起来正常，
但经过一个平静期（一到两年）后，当事人的发病率会
上升。

所以，要特别关注那些经历重大创伤性事件，但看起来好像
跟自己无关，表现得很平静的人。

事实上，有时候你还要感谢自己情绪失控。情绪在极端的情
感、情境之下失控未必是一件坏事，反而是对当事人精神上最好
的保护。情绪失控是严重刺激或严重创伤的一种反应，不必为此
感到羞耻。

情绪失控的应对方法

在严重情绪失控的情况下，可能会做出一些伤害自己、伤害
他人的行为，这是需要有效控制的。

找到支撑物、装置，辅助自己坐下或躺下

如果当事人情绪失控时意识尚存，还能意识到可能会发生摔
倒、自伤、伤害他人或其他失态行为，那么可以尽量找地方倚靠、
坐下或躺下，帮助自己稳定状况。所以咨询室都要求配备有扶手

的靠椅或沙发，而不是只有靠背、没有扶手的椅子或连靠背都没有的凳子。这种靠椅或沙发能让当事人感觉到身体被包裹进去，如果有毛毯或薄被子可以盖着或裹起来会更好，因为当事人需要一种婴儿被包裹似的感觉，这种感觉对当事人是有益的。

调整重心和姿势

当你感觉到情绪特别激动，即将失控，想要平复情绪，而你的意识仍清楚时，让自己走几步，这样能使你从失控状态中走出来。因为一个人的状态与姿势也有关系，所以你的姿势调整以后，可以帮助你从那个状态中走出来。

深呼吸、睁开眼睛、吃些东西

一个人在紧张时常常会因为过度浅快的呼吸而晕厥，如果能够进行深呼吸，吸入更多的氧气，减少二氧化碳的过量排出，就能帮助其维持清醒。

很多人激动时会闭上眼睛，因为闭上眼睛使他脱离现实，而睁开眼睛则使其待在现实之中。

如果周围有可以喝的或吃的东西，比如饮用水、牛奶、巧克力、糖等，深呼吸以后喝几口糖水或牛奶，或者吃点儿巧克力，都能帮助当事人将情绪稳定下来。因为一个人因严重刺激而高度紧张时，去甲肾上腺素增高会消耗大量的糖分，可能会出现暂时的血糖降低。这时候吃点儿甜食提升血糖浓度对当事人是有帮助的。所以，有时看到有些焦虑的人拼命吃东西，这其实是一种本能反应，而狂吃东西的确有缓解焦虑的作用。

拉住身边的人

如果情绪失控时周围有熟人、朋友、亲人，那么及时得到帮助和照顾是没问题的。但有时候你感觉快要撑不住、快要失控或脱离现实时，周围并没有亲朋好友，那就不要犹豫，不管周围有什么人，你都要拉住他，向他求助。

在一次咨询中，一位女性来访者回忆过去的经历时感到特别痛苦，然后出现眼神涣散。突然，她把手伸出来对我说："赶快把我的手拉住！"她这种强有力的表达让我心里一惊。虽然对于危机干预而言，躯体接触是非常基本的方式，但是她是一个有暴力虐待和性创伤经历的人，所以在肢体接触，特别是在与异性的肢体接触时，我会比较谨慎。但她强有力的话语，让我毫不犹豫地握住她的手，因为此时她接近失控了。握住她的手以后，我觉得她还有力量，我就问："你能站起来吗？"然后，她站起来了。我接着问她："你还能走吗？"我这么做的目的是让她在站起来和走动的过程中，通过重心的调整能力、走动的能力、睁开眼睛等活动，观察她是否能回到现实。如果她能做到，说明她还能使自己回到现实。

　　喝水、深呼吸、睁开眼睛，使自己和周围的环境有接触，这些都是使你停留在现实、平复情绪的技巧。但是如果你觉得实在是刺激过大，你可能会撑不住，那你就要找地方坐下来、躺下来，找毯子之类的物品裹着自己。此外，最好有亲朋好友在旁边陪着你，因为一个人在这种情况下可能会有严重的惊恐感，害怕被抛弃和被伤害。即使你周围没有亲朋好友，抓住周围的其他人也可以。

　　以上技巧希望能够帮助大家。不过在更大、更长远的视角下看，一个人在这一辈子里可能碰到重大创伤刺激的次数不多，但碰到的时候要允许自己失态、情绪爆发或失控。如果你有创伤发作，情绪失控，需要自救的经历，首先要避免一个人走到很远的地方或陌生的地方，其次，口袋里随时装一些糖果之类的甜食。当然，如果发作次数过多或过于频繁，可能说明创伤比较重，那就需要进行专业治疗。

09

总是敏感脆弱？是时候修复父母种下的"内伤"了

| 童年创伤 |

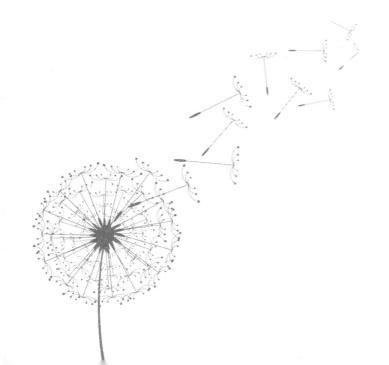

内在小孩是每个人对自己最核心的信念

我们可能经常听到一句话："每个人的内心都住着一个小孩。"其实这句话比较完整的表述应该是"每个人的内心都住着两个小孩——一个健康的内在小孩和一个创伤的内在小孩。"

那么，什么是内在小孩，或者说内在小孩是怎么长成的？一个刚出生的婴儿，需要完全依赖母亲或其他主要养育者的照顾。如果母亲或主要养育者照顾得好，那么孩子心中就会逐渐形成这样的印象："我是上帝""我是唯一""我是宇宙""全世界，我是中心""周围的人都是我的仆人""世界是为我而存在的""其他的人是为我而存在的"等。这其实是孩子内心形成的一个信念或者说是一个神话：他和宇宙是一体的，一切东西都是为他而存在人的。

听到这种信念，可能你会觉得，这不是精神病吗？其实也没错，每个孩子早期都处于一种精神病的状态，充满着融合的、疯狂的、无所不能的感觉。这种状态对于刚出生时的婴儿是正常的。

内在小孩是每个人对自己最核心的信念，比如：我是有价值的人，周围的人是可以信任的。如果这个信念在一个人的内心扎根，不断影响着他的一生，内在小孩就是这个信念的意象化表达。

健康的内在小孩

生命的早期是母亲照顾孩子并且为孩子所用，正如温尼科特所说："你要让孩子无情地使用。"而中国的父母往往希望孩子早一点儿懂礼貌、守规则、孝顺父母，但是早期孩子要懂这些规则还为时过早，因为早期孩子都在忙他自己的事，他怕活不了，他很焦虑，这是人类普遍共有的心理特点。所以，如果在孩子早期，父母尽量满足孩子，为孩子所用，那么这个孩子就能形成一个健康的内在小孩。

一个健康的内在小孩对于一个人的意义在于形成对世界及人际关系的安全感、信任感和高自尊的自我价值感。当孩子长到2~4岁时，他逐渐认识世界，会发现世界不如所想，父母也不是那么完美，但如果他有一个健康的内在小孩，就可以耐受一些挫折，内在小孩能放下全能感，发展出成人心理状态。

创伤的内在小孩

有些父母是这样养育孩子的：孩子想怎么样，我偏不，你要是哭闹，我就让你哭闹。

"二战"以后，德国由于缺少劳动力，很多女性要出去工作，没办法照顾孩子。于是有人做了一个实验，每 4 个小时给婴儿喂一次奶，4 个小时内，婴儿无论怎么哭闹都没有人去看顾。实验的目的是想测试仅对婴儿定时喂奶是否可行。

成人的想法是：婴儿哭一段时间以后，就知道 4 个小时后才会有奶喝，那么 4 个小时之间就不会哭闹了，因为哭闹也没用，反正没人管。最后他们发现实验做不下去，原因是很多孩子一直哭闹，就是不相信没有人来，还有的孩子因严重感染而死亡，因为他内心相信没人来。

实验以失败告终，并从失败中得出一个观点：创伤的内在小孩是致命的，对孩子来说形成了致命的信念——世界上没有人会关心他，没有人会赶过来喂他。这个信念对于一个不能自理的婴儿来说就像是"天塌下来了"。

所以，创伤的内在小孩导致的情况与健康的内在小孩相反。创伤的内在小孩可能会在内心营造一个独特的想象世界："唉，既然地球不可信，那是不是外星人可信呢？是不是有一个上帝呢？"你等着，我是外星人派来的，早晚有一天外星人会来接我回去的。"他逐渐发展出特别多的幻想，导致他离现实越来越远。如果这种幻想持续久了，会产生如下影响。

走向孤僻和孤独

幻想长时间地持续，会导致一个人的意识越来越脱离现实，他待在自己的幻想之中，不与他人接触，导致思维变得奇异。比如他相信自己与一种神秘的力量有关系，与俗世凡人没什么关系，所以他不与他人接触，变得孤僻、孤独，脱离现实，当然也无法耐受挫折，内心往往非常敏感，人际关系一谈就崩。当一个人表现出这些特点，通常是他创伤的内在小孩所致。

易于形成反社会型人格

幻想长时间地持续，也可能导致一个人的内心充满委屈和愤怒，当这种愤怒指向社会，他就容易形成反社会型人格。随着年龄的增长，他会经常出现破坏公物等行为，甚至发展到盗窃抢劫、杀人放火等犯罪行为。

伤害自己

我们的传统文化中有一句话：身体发肤，受之父母，不敢毁伤。而对于创伤的内在小孩来说：你生下我又不管我，那我就破坏给你看，所以他反复地自残自伤。有的自残自伤是为了获取存在感，当他看到自己流血时，当他感到疼痛时，他就会产生存在感；有的自残自伤是给别人看的，比如有些恋爱中的女孩，伤了自己后给男朋友看，让男朋友心疼，告诉男朋友"你现在知道我有多疼了吧"。

强烈的内疚感

我督导过的一个学员，她的父亲在医院去世。她认为父亲好好的，在医院却越治越糟糕，直到死亡。她非常愤怒地说："我投诉，走程序去告医生，结果相关部门踢皮球，相互推诿，现在我能理解为什么有那么多医闹了。"她讲得情绪激愤。我听她足足讲了十几分钟，发现她的确很愤怒，产生了很重的心理阴影。之后我问她："你爸爸多大了？"她说："86 岁。"我说："如果你觉得86 岁的父亲不应该死，那你希望他活到多少岁去世呢？他最终还是会去世的，对吗？"她愣了一下说："可我外婆活了 90 多岁。"我说："那你爸爸如果活到 90 岁还是会死，对不对？"然后她就不说话了。后来我了解到，她的母亲出去旅行时突发疾病死亡，几个孩子都很内疚，所以她特别希望父亲能活得长一些。父亲死亡时虽然年龄较大，并且也是因病去世，但她就是不愿意接受父亲的死亡，导致她内心非常愤怒。

这个学员当时已经四五十岁了，但她内心中创伤的内在小孩还是有某种理想化的成分——我的父亲是不会死的。经过进一步了解，我发现她家里 4 个孩子全部是女儿，她是最小的。这意味着她的父母可能一直盼望着有一个儿子。她不是父母期待的那个孩子，因而心中有了内疚感。这是内在小孩早期创伤的一个来源。

创伤的内在小孩除了会出现反社会、自残自伤的特点，还有一个特点是有特别强烈的内疚感，总觉得是自己的错，觉得自己所有的价值都是为了迎合父母。这是父母带给孩子的。

针对创伤的内在小孩的工作技巧

总的来看，创伤的内在小孩几乎没有办法在心里成长。因为他内心特别敏感，无法社会化，无法融入人群，无法建立良好的人际关系。往往这样的人开不得玩笑，你一开玩笑，他不仅会当真，还会把事情想得很严重。而健康的内在小孩，会逐渐接近现实，区分现实和想象。

针对创伤的内在小孩的工作技巧，最重要的是让他感觉到：他是唯一的，也是最有价值的，周围的人，特别是父母，是爱他的，他们不会抛弃他或离开他。

我的一个来访者对我说："你能不能理解我早期所受的创伤？

我对你说的创伤，我觉得你无法理解它有多深、有多重。"我认为他说的这句话是非常严肃的，因为他这样说时，是在现实中控诉，是那个创伤的内在小孩的呼唤。所以对有内在创伤小孩的人，我们应该引起注意，他们说的话可能是真话，并非玩笑，他们不是精神病。

10
如何抚平心头的焦虑恐惧，恢复安全感
| 恐惧感 |

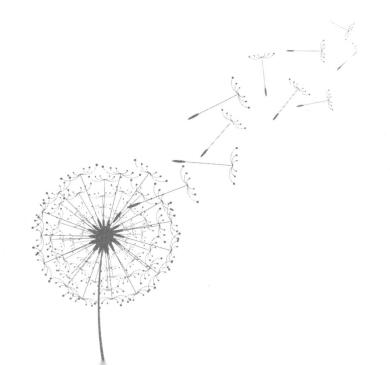

等待

　　人类社会在发展的过程中，经历了无数次创伤：战争、天灾、人祸。对于大自然突如其来的灾祸，我们无可奈何，毫无办法。这种时候等着创伤过去或者说等着创伤导致的心理反应过去，是一种有效的应对方式。原因在于：

　　第一，在等待的过程中人成长了，获得了更多的社会经验，看待问题的方式和以前不一样了，于是应对创伤的心理反应能力提高了，痛苦也就减轻了。

　　第二，随着时间流逝，创伤的痛苦强度降低了。一般来说创伤刚发生时，事件刺激的强度很大，但随着时间远去，事件刺激的强度也会逐渐降低。

　　但如果是创伤后应激障碍，创伤强度很大而且卡在创伤点上，则可能时间越久强度越大。但是大部分人遭遇普通的创伤甚至是重大的创伤，都可以靠时间抚平。

　　等待的原理也告诉我们不要急于当别人的治疗师。有的治疗师急于帮助别人，有一颗难耐的救世主的心："我学了一身的武艺，我不到你这儿用一下怎么行呢？"结果可能会适得其反。比如，治疗师苦口婆心地邀请当事人把创伤再讲一遍。可是有的当事人就是不愿意讲，或者有的当事人一讲就哇哇大哭，而治疗师却反复问："你爷爷怎么死的？你妈妈怎么死的？还有你奶奶怎么死的？"也许当事人已经非常痛苦和反感，心中想用"死你个头"来回应治疗师。如果治疗师能看到当事人的这种反应，最好的做法是安静地陪他一会儿。

此外，不是所有人经历创伤事件后都意味着变成创伤的受害者，有的人可能当时是有一些创伤反应，但会随着时间的流逝而自行恢复，因此等待有时候特别重要。

同样，当事人即使当时反应特别强烈，也并不等于他会成为创伤患者，有可能随着时间的流逝，他会从创伤中吸取教训，对生活有更深刻、更广泛的理解，比如对于人生无常的理解，从而更加珍惜生命。在这种情况下，等待可能会使当事人自愈，并成长得更好。

当然，等待是有一定技巧的。比如离开导致创伤的环境和加害者，把当事人带到一个安全、熟悉的环境中，与熟悉的亲人在一起，这些都可以有效地安抚当事人的情绪。需要强调的是，既然是等待，就不必非要专业人员来帮助，当事人只要是正常人，我们就要相信他有自愈能力，一定时间之后会自行恢复。

资源取向

如果一个人能够主动前来求助，那么我们至少应该有一个信念：能主动前来寻求治疗，那他一定有过人的资源。是什么力量把他带到治疗师面前寻求帮助，又是什么力量让他活到现在的。所以此时治疗师可以与他一起来认识资源并拓展资源。

外部资源

一个人的资源可以简单分为外部资源和内部资源。一般来说，有外部资源引用，那就要充分利用外部资源。外部资源常常由周围环境、人际关系决定。比如，单位同事的亲人去世，单位派了工会的员工、平时的好朋友去看望。这样做一方面可以防止意外，另一方面，他看到很多熟人会觉得有所安慰，能够与外界保持连接，帮助自己度过最艰难的时光。这些外界提供的感情支持和陪伴就是外部资源。

有的人外部资源比较多，一出事，亲人、朋友、同事都来看望他。而有的人外部资源特别少，亲人、朋友和同事特别少，而且生活拮据，一旦出事就等于雪上加霜。

锦上添花固然美好，但是雪中送炭往往才是最可贵的资源。我们可以做一些雪中送炭的事情，让那些真正资源非常匮乏的人得到帮助。比如，向被隔绝的受灾地区空投大量的衣物、毛毯、被子、面包、泡面和水等基本保障物资。这些基本保障对于处于创伤事件中的人非常重要。往往在恶劣的环境和灾难现场，当事人感到全身发冷，瑟瑟发抖，肚子容易饿。这时司空见惯的日常用品对心灵的安抚会产生很大的作用。尤其是创伤发作时，人会出现躯体反应，躯体可能处于婴儿状态，特别容易冷、容易饿，想吃东西，尤其是甜食。

内部资源

一个人在创伤当中如何拓展自己的内部资源非常重要。内部资源的力量往往比外部资源的力量大很多。事实上，我们无法清楚地知道它有多大的力量，它可以大到摧毁你，也可以大到拯救你。

1. 宗教信仰

假如一个人失去了一切，支撑他活下来的是什么？往往是信念。比如，一个相信宗教的人，他可能坚信好人就一定有好报，他相信上帝或上天会看着他、帮助他，于是他在内心不断地祷告，这对他会有很大的帮助。

2. 个人特质

每个人的内在资源都有个人化的特色。比如，有人喜欢看动画，有人喜欢看童话故事，从小不是在《黑猫警长》《花仙子》，就是在《爱丽丝梦游仙境》里长大。童话世界是一个完美、理想的世界，在这个世界里，好人总是有好报，弱者总会有强者来拯救，坏人最后总是被打倒。这些积极正向的信念也会成为内部资源，特别是对孩子而言。

面对那些经历幼儿园砍杀事件的孩子，心理治疗师在与他们交流的过程中，不适合直接对孩子说"一个男的拿着刀子到处砍"，于是治疗师引导孩子把事件通过童话的方式描述："有一只大灰狼进来了，大灰狼追着我到处跑，最后我自己成功跑出来了。"通过这种童话式的象征表达，实际上也用象征说出了孩子的恐惧，说出了当时的情景。

表达性治疗在内部资源的处理中特别重要。表达性治疗还包括绘画、沙盘、游戏和梦。如果我们能认真对待孩子的一些象征性表达，认真倾听和引导他们，可以帮助他们拓展内部资源。

一个 20 多岁的男生说，他多年来经常梦见一只白色的狐狸趴在他的左肩上。我问他是怎么回事，他说 3 岁时爸爸妈妈就离婚了，从那以后就没有见过妈妈。最近，他开始谈女朋友，女朋友的家里人要见他的父母，所以他觉得还是应该把妈妈找到。可是找到妈妈以后，左肩的白狐狸就消失了。其实，白色的狐狸是他的内部资源。这么多年来，他想象妈妈作为白色的狐狸，趴在他的左肩上看着他、挨着他、暖着他，就这样作为他自己独特的内部资源守护着他。

这样的内部资源要注意挖掘，它对于当事人相当有益。

躯体治疗

一个人遭受创伤后，身体可能出现各种各样的状况，如麻木、疼痛、失眠等难以描述的不适感，甚至会影响中枢神经系统，此时进行躯体治疗就很重要。我国在这方面的治疗很有特色，如中医推拿。皮肤接触是婴儿最早和母亲接触的一种途径，所以一个人如果允许他人触摸，对他的身体进行按摩，会让他感觉很好。此外，泡澡、泡脚等都可以作为创伤疗愈的方式。也就是说，祖先发展出来的中医治疗方法有很多也可用于心理疗愈。

11

如何减轻挥之不去的内疚感和羞耻感

| 内疚与羞耻 |

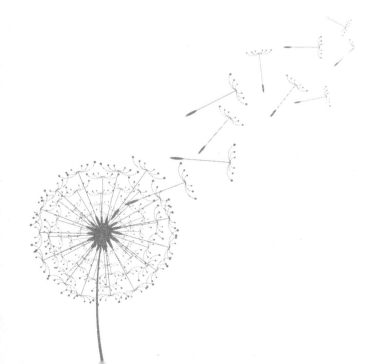

内疚感

内疚感也叫负罪感，是指一个人觉得自己有罪，应该赎罪或者接受惩罚的内心感觉。比如你欠别人钱，心里有一种内疚感，"我应该尽快把钱还了"；你过马路时闯红灯，被安全协管员抓住，说"你闯红灯了，在这里帮助协管半个小时才能走"，这时你会产生负罪感。

可以用现实中的行为弥补或抵消内疚感

内疚感的特点是现实中犯了某种错误或某种行为对他人或环境造成损害。内疚感可以用现实中的行为去弥补或抵消，比如义务劳动、欠债还钱，也可以通过接受某种惩罚，从而减轻或消除内疚感。

学校制定一些惩罚规则与减轻内疚感有关

在对儿童、青少年的教育过程中，学校对于犯了错误的学生进行一定的惩罚与减轻内疚感有关。但需要注意的是，有些父母为了使孩子乖、听话，在家中也会用不同的惩罚方式来对待孩子，使得孩子有特别强烈的负罪感，总是觉得是自己做错了或做得不好，总是觉得自己应该为父母做更多的事，尽量不让父母生气，不管父母说得对不对，都要听从。

羞耻感

羞耻感使人有特别强烈的低价值感。如果说内疚感还没有让一个人作为人的完整性消失，那么羞耻感几乎使人感觉不到作为人的完整性。常用来表达羞耻感的话有"你有没有脸呢""你这样，我都想找个洞钻进去了"，有时父母会对孩子说"我真为你感到丢脸"。感到丢脸、没有面子是羞耻感的一个特点。

羞耻感在心理上造成的伤害程度更重

内疚感和羞耻感是两种不同的感觉，比较而言，内疚感比羞耻感在心理上造成的痛苦程度要轻一些。羞耻感在心理级别上比内疚感更低、更原始，所以它让人感觉到更加无地自容，痛苦程度更高。

如果羞耻感强烈到觉得自己不配为人，活着没有意义，就破坏了作为人的完整性，可能会产生强烈的人格解体的感觉。

羞耻感没有具体的形式

一个来访者说："只要我父母吵架，家里就到处飞着'生殖器'，各种'祖先的生殖器'。"这非常形象地说明了她父母在吵架时使用羞辱性言语的场景。从这里也可以看到羞耻感与内疚感相比，没有一种具体的形式，它直指一个人的自我价值感、自尊感，它能导致人格崩解。

羞耻感无法通过惩罚或替代性弥补获得解脱

羞耻感也常常是用来"教育"孩子、羞辱人的"有力武器"。它能使人低自尊，觉得活着没有意义，"因为我觉得活得没面子，我恨不得找一个洞钻进去"。内疚感可以通过惩罚、替代性弥补的方式获得缓解，但是羞耻感则无法通过接受惩罚或替代性弥补进行缓解。比如，父母在教育孩子时说"你还有没有脸呢"，"我真后悔生了你"，"我应该当时把你给掐死"，"早知道活成这样，我当时就不应该让你活下来"，"你把祖宗的脸都丢光了"；有的老师也会对学生说"你成绩都这样了，你还这么高兴，你跟其他同学相比，你有什么脸待在班上"。诸如此类的羞辱造成的伤害，是无法通过接受惩罚或采取替代性弥补获得解脱的。

如果父母从小到大对孩子的教育促使他形成特别强烈的羞耻感，那么这个孩子在人际关系上就会特别敏感，总是觉得自己不如人，做得不够好，在人前没面子。这样的孩子在人际关系中特别容易被激惹，容易将攻击指向自己，觉得别人说的话都是针对自己的。所以，过强的羞耻感妨碍人际沟通。因此父母或老师教育孩子时，尽量说一些鼓励性的话，避免使用羞辱性的言语。另外，如果孩子做错了事，惩罚要适度。

通常羞耻感和内疚感这两种感觉都是不可避免的，只不过父母对孩子如果有更多的爱和包容，那么孩子就不容易形成羞耻感，顶多是内疚感。内疚感可以通过相应的行动得到弥补、缓和，因此，它的影响会小一些。而羞耻感却无法通过具体的行动进行弥补和缓解，它会深深地影响和伤害一个人的心理健康。

如果一个人有很强的羞耻感，这种感觉是一种内心的、无形的、挥之不去的痛苦。羞耻感也常常是父母因无法消化自己的羞耻感而传递给孩子的。还有的父母经常跟孩子开一些不合时宜的玩笑，经常做一些动作羞辱孩子，从而使孩子有深深的羞耻感。因此，为人母、为人父，在教育孩子的过程中要好好检讨自己，如何才能不把羞耻感传递给孩子。

12

怎么摆脱自卑感，不再盲目贬低自己

| 自卑感 |

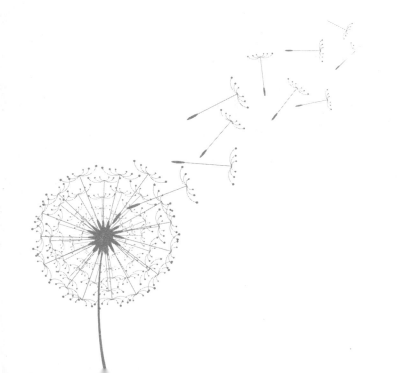

产生自卑感的原因

生理因素

自卑感可能由生理因素造成。如个子矮、皮肤黑、长得丑，或者是身体缺陷等都可能导致自卑感。

教养方式

自卑感可能与父母的教养方式有关。如果在成长的过程中，经常被父母贬低，有的父母甚至会说"你就会吃饭，什么都不会做，我当时就不该生你"，诸如此类的话。此外，愿望总是得不到满足，也会使孩子产生自卑感。

成长经历

自卑感可能与成长过程中经历的一些事件有关。比如，本来他的口才很好，但是有一次上台演讲时突然卡住了，老师、同学本来都期待他有很好的表现，于是老师很失望，同学们也会想："原来你的表现也不过如此嘛！"自从这次演讲失败以后，他就开始口吃，很害怕在公众场合讲话。

有一个长得很漂亮的 17 岁女孩，她的症状是总怀疑自己身上有包块，有时她甚至能感觉到胳膊的某个地方鼓起来一块。医生给她做了身体检查，跟她说"没有问题，一切都很正常"，可她还是觉得自己全身都长了包块，每个包块里面都是空气。于是医生认为她不是身体有问题，是心理上有问题。

后来一个既懂心理治疗，又懂中医的女医生先从中医的角度摸女孩的脉象，然后问她："你的病是怎么来的？以前是不是一直都有？"女孩说："不是的，我是 16 岁开始得的。"医生接着问："当时发生了什么事？"女孩说："我是班上的女神，成绩很好，而且长得很漂亮，但是我有一天一不小心在自习课上放了一个屁，很多人都听见了，然后大家哄堂大笑，我顿时羞红了脸。从此以后，我觉得我再也不是女神了，哪有女神会放屁的呢？"于是每次走路她就轻轻地踮着脚走，生怕再一次放屁。这样一来，她走路就变得特别拘谨，并且觉得气没有通过屁放出来，就在自己的身上到处转，所以她全身都是鼓起来的包。实际上这只是她的幻觉，与自卑感有关。

克服自卑感的方法

通过躯体治疗克服自卑

一个人自卑时，他的身体就像小兔子一样，是蜷缩的，呼吸浅快且眼睛不敢看人。改变这种状态的一个简单办法就是改变姿势。你在独处时可以经常练习挺胸，做深大呼吸。因为挺胸和深大呼吸可以改变缺氧和蜷缩的状态，自卑感也会随之减轻。

有时候自卑与某个相关动作紧密关联。比如弯着腰、耸着肩或低着头，这种紧密关联的身体姿势如果被改变，那么与之对应的自卑感也会改变。因此，一个人时常做有助于直腰、挺胸、深呼吸的练习，并且最好对着镜子练习，看着自己深呼吸，做出显得自己高大的姿势。对着镜子练习能及时通过镜子看到自己的状态改变，从而强化练习的效果。

针对缺陷主动训练

如果因害怕某件事情而无法很好地完成这件事，可以通过反复练习，达到熟练的水平，以帮助自己克服自卑感。比如，你害怕演讲、害怕人群，那么可以通过反复练习演讲，甚至事先请亲友听你演讲来获得对演讲的熟练和自信。

此外，你在团体中要尽量多跟别人交流。很多时候，主动找人沟通交流，你会发现你心中想象的别人对你的看法和真实的别人对你的看法是不一样的，这种现象称为投射。也就是说，其实你把自己对自己的看法投到别人身上，认为别人也是这样看自己的。但事实不是这样的，说不定别人会认为你还不错，他们可能会说"我想向你学习"。

有些事情越不做就越生疏，越胆怯。所以，我们需要练习，在练习中成长，也需要一些挑战自己的勇气。久而久之，你在锻炼中逐渐释然了，就不再害怕了。

通过父母以外的、友善积极的人际关系疗愈自己

通常，孩子从小就对父母说的话深信不疑，他们意识不到父母的评价可能带有一些偏见，甚至父母自身带有一些创伤。有的父母经常贬低自己的孩子，不信任孩子，这种态度往往会让孩子觉得自己是无能的，因此产生强烈的自卑感。

父母对孩子的影响，是基于依恋关系——孩子很依赖父母，因此把父母当作神。但是在慢慢长大的过程中，比如，小学、初中、高中，你可能开始有自己的朋友圈、自己的世界观，父母带给你的自卑感可能会逐渐消除。比如，你遇到一个同学、朋友或老师，跟你特别谈得来，跟他在一起时，他非常自然地向你呈现他的为人处世方式，你就看着他、学着他。并且他并没有像你的父母那样贬低你，还会经常夸你，你自己也发展出一些特长。那么父母教养造成的自卑感很可能得到修复。

与父母的关系不是唯一的关系，你走上社会以后要去发展家庭之外的有益于自己成长的关系。

母亲一直对自己的小女儿特别刻薄，常常贬低她。小女儿感觉自己学习不如人，唱歌不如人，头脑不如人，长相不如人，什么都不如人。小女儿40多岁时，她开始觉得事情不是这样的，她认为"我工作努力，收入不错，还挺有商业头脑的，买了3套房，与其他兄弟姐妹相比，日子过得很好"。小女儿退休后参加了一个老年合唱团。老年合唱团的老师是音乐学院的教授，听到她的声音后就说："来来来，我单独辅导你，教你学唱歌。"于是她开始学习花腔女高音。教授说："你天生就是唱花腔女高音的料。"她被老师发现了，挖掘出自己的天赋。她在60多岁时，花腔女高音达到了音乐学院研究生二年级的水平。这给了她极大的激励，她说："我现在才知道我自己是谁。"有一次我邀请她唱花腔女高音，一个60多岁的老人在你面前唱歌时全身心地投入，完全是一种年轻、美丽、自信的状态。这一刻，她完全克服了自卑。

事实上，自卑几乎是所有人都有的。不管父母如何对待孩子，成长的过程中，不管是学习成绩、长相、才艺，还是人际关系，孩子当然有不如人的地方。所以每个人或多或少都会自卑，关键在于自己如何超越自卑，战胜自卑。当然，这不是一朝一夕能做到的，需要长期坚持。

13

感觉生活在罩子里，麻木不真实，怎么办

| 解离与创伤 |

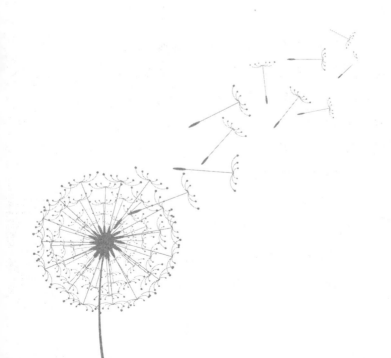

解离的表现

解离状态是指一个人脱离现实，进入到内在的自我状态中。如果你有以下讲述的某些表现，就要警惕你以前是否有过创伤，你现在是否正在经历创伤。

现实解体

现实解体会让当事人觉得，周围的一切好像不是真的，有一种通过一块毛玻璃看世界的感觉，周围的一切都影影绰绰的。并且，他似乎不记得现实中发生了什么事情。比如，他去一个地方，到那里之后，不知道自己为什么来，是怎么来的，感觉当前这个地方似乎很熟悉，又好像不熟悉。如果你有这样的感受，基本上可以判定，你有现实解体的表现。

人格解体

当事人正在照镜子，突然发现镜子里的人很陌生，或者走在马路上突然看到橱窗里自己走路的影子，会问自己"这人是谁？

我不认识这个人"。这就类似于一些电影里的情节，主角照镜子时，发现镜子里的人不是自己。这种感受，就是人格解体。

一些特殊的表现

1. 似曾相识与视旧如新

当一个人走到一个以前从未去过的地方，但又有一种似曾相识的感觉："哎哟，这个地方我怎么来过啊！""哎，这个地方，我很熟悉啊！"此处的似曾相识感当然是一个认知上的错误，大脑因为停留在处理创伤的过程中，这个过程并未完成，所以这种似曾相识感实际上是创伤导致的一个结果。

明明是好朋友、老邻居、老同事，但当事人的感受是："我怎么不认识周围的这些人？他们好像跟我很熟悉，他们说的事情我怎么都不知道？"这种感受就是视旧如新。

似曾相识和视旧如新，实际上是人格解体和现实解体的综合表现。

2. 莫名的恐惧感

有时，某个地方会让你有特别异常的感觉。比如卧室、厨房，或者某种特殊的场所，比如黑暗的地方，甚至某一种味道，都会让你有特别难受的感觉。如果酒味让你很难受，这可能与你有一个酒鬼父亲，他经常在喝醉酒以后打你有关。所以在这种情况下，你就要警惕，"为什么我有这种不明所以的反应？"，而且，这些反应都会导致你从现实中逃离，变成另外一种状态。

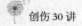

3. 躯体反应

当事人的身体突然出现剧烈的反应，比如咳嗽、皮疹、剧烈腹痛等，但是他不知道是什么原因导致的。这种情况就有可能是解离导致的。

4. 从好友变成恶魔

人在解离的状态下，有时候会从一个人变成另外一个人，不仅声音、服饰会改变，甚至宗教信仰也会改变。更严重的是，有可能再也无法变回原来的自己。最明显的解离表现是一个人突然从良好的状态，变成特别糟糕或特别坏的状态。他所有的抱怨都指向你，把自己所犯的错误，全部都归罪于你。你们本来是好朋友，他突然就变脸，你会觉得"他怎么翻脸像翻书一样快"。

5. 从成熟的状态变成幼稚的状态

当事人说话的方式变了，性格也变了，变得不能承担责任，但之前他是一个特别努力、有担当的人。或者你突然发现一个人变得像小孩似的，说话奶声奶气，说话的内容也完全不切实际。当然，这种时候有人会说他是个戏精。然而戏精尽管演戏时很投入，入戏很深，但戏精的特点是随时可以回到现实中。而对于解离的人来说，其情境常常是创伤情境，所以解离的人可能突然哭倒在地，突然变得特别悲伤，整个人完全被情绪笼罩，无法迅速回到现实。

解离的原因

曾经受过创伤

如果出现以上这些解离的表现，说明你曾经受过创伤。遭受创伤时的情境与你的解离、特殊的表现有关。比如一个人曾在卧室里被猥亵过，那么他就可能对于类似卧室的密闭空间有特别的反应，可他却不知道为什么会有这种反应，因为当事人在自己的记忆中屏蔽了这段创伤经历。

逃离现实

屏蔽创伤的经历是为了逃离现实。创伤发生时的状态，让你特别恐惧，所以在那种情况下你只能逃离当时的现实。而解离发生时，你不仅逃离当时的现实，也在逃离当下的现实。所以，你会以为创伤仍然持续存在，也因此你会经常从当下的现实中逃离。这样一来，周围的人可能会对你产生误会，觉得你不好接近，经常走神，经常脑袋跑火车，你也可能经常玩失踪，经常魂不守舍，经常不守约定，别人总觉得你怪怪的。但是，你对别人觉得你怪的这种反应不以为然，因为你根本记不住这些。久而久之，大家就不找你玩了，因而造成你的人际关系越来越疏离。

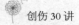

区分解离与其他情况

现实中如果你碰到有人走神，你一叫他，他立刻就回过神来，这就不是解离。

一个人在做白日梦时，即使因为太投入，一时半会儿叫不回来，但只要大声地多叫几次，他总能回到现实中来。这种情况不一定是解离。

一个人和环境脱离，沉浸在自己的内心世界里思考问题，也是一种与解离很像的表现。比如，看书入迷，沉浸在自己的想象中，但这种情况不仅不是解离，反而是专注和创造力的表现。一个人如果经常做白日梦，经常沉迷在想象之中，但是他的日常人际关系还可以，他有很多创造性的作品，基本上可以肯定他的表现不是解离。

区分白日梦和创伤解离，更科学的做法是借助专业工具分离体验量表（DES）判断是否存在解离状态（见附录）。如果有，则需要及时寻求帮助。

14

失眠、多梦，怎么把悲伤赶出孤独的深夜
| 梦与创伤 |

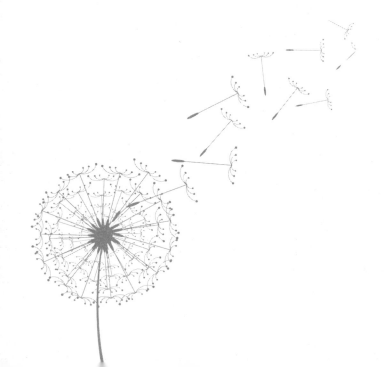

创伤在梦中的表现方式

对于梦，有人认为没有什么意义。然而 100 多年前弗洛伊德的著作《梦的解析》中关于梦的很多观点现在得到了证实。弗洛伊德认为，梦并不是无用的垃圾，而是对白天残留下来的、没有解决的一些冲突所做的再加工。

按照弗洛伊德的说法，梦里有很多压抑的部分。由于创伤经历特别可怕，所以当事人以遗忘的方式进行处理。那如何记得和证明这些创伤曾经发生过？弗洛伊德认为虽然有些创伤经历在意识中已经被遗忘了，但这种遗忘实际上是把创伤压抑到无意识中，所以它可能会以梦的方式呈现出来。

噩梦

一个人如果有过较重的创伤，那么他的梦常常是噩梦，梦境中的内容常常是被追赶、被砍杀、坠入深渊，或者是进入一个特别可怕、重复的情境中。比如，正在下楼梯，突然楼梯断了，下面变成了悬崖；或者发现自己在一个地方，总是逃不出去，门总是打不开，即使打开了一扇门，接着又是一扇门；还有可能是正在脱衣服，结果衣服把自己的口鼻给遮住了，接着衣服怎么也脱不下，非常着急；等等。这些梦，都会引起噩梦的感受。

有时梦中还有特别强烈的身体反应。如果有人在做梦者旁边，可能会听到做梦者很痛苦的哭泣或叫声，甚至是号叫。同时，可能还会伴有很多身体动作，而且这些动作中伴有创伤情境中特有的姿势，比如，用双手往外推、摇头、身体蜷曲等。往往做噩梦的人会惊醒，惊醒以后发现全身都是汗，而且大口地喘气，好像刚刚经历了长跑一样。

对梦开展工作的意义在于：首先，梦有利于回忆起过去的创伤；其次，针对创伤进行工作，可能会让你的噩梦消失，不再重复。

关于去世亲人的梦

还有一类跟创伤有关的梦是亲人去世。你可能小时候被爷爷奶奶或外公外婆带大，可是老人往往没能伴随你长到成人就去世了；或者在他们生病时由于某种原因，你没有机会去看他们；或者他们去世时父母由于某种原因没有通知你。可是你对从小带你长大的爷爷奶奶或外公外婆的感情很深厚。于是，你在爷爷奶奶或外公外婆去世前没能探望，或去世后没能参加葬礼，心里特别内疚，但又无从弥补，因而形成创伤，而这种创伤很可能会在梦中出现。

假如当事人的爷爷过世了，他可能会经常梦见自己的爷爷，在梦中跟自己的爷爷特别亲切地谈话，好像爷爷还不知道自己已经去世了一样。而且，梦里的爷爷是自己小时候看到的样子。或者当事人非常想梦见爷爷，有一天终于梦见了，但梦里爷爷却总是背对着他，他很想看一看爷爷的脸，可是爷爷就是不转过来，做梦者可能因此感觉特别害怕和难过。所以亲人离世的创伤有时表现为梦魇，也可能以特别悲伤的方式出现。

对梦进行工作的方法

当创伤以梦的方式，尤其是以噩梦的方式出现时，我们需要针对梦做咨询工作。

转身面对梦

20 世纪 70 年代，在印度尼西亚发现一个只有 70 人左右的部落赛诺伊。部落里有一种特殊的仪式，每天早上他们都会围坐在一张由一棵很大的树削成的长桌上解梦。比如面对晚上做了噩梦的小孩，长老会问："你做了什么梦啊？"孩子说："我做了被人追的梦。"如果做梦的孩子能指认是谁在追他，长老就会让被指认的那个人拿些食物给做梦的孩子作为补偿。比如，拿一颗糖给做噩梦的孩子。他们对梦做的工作虽然特别原始，但是这种做法真的有效。因为孩子很难区别内在和外在，他的内在世界认为有人追他、吓他，那个对应的现实中的人就应该负责任。有意思的是，尽管现实中那个被指认的人并没有追他，但也会听从长老的指引，给做梦的孩子安抚。

如果孩子在梦中只是拼命地跑，没有回头，不知道是谁在追自己。长老会对孩子说："下次再做这个梦的时候，不要跑，回头看一看是谁在追你。"

通过这种解梦方式，很多孩子的噩梦消失了。为什么这么做能够解决问题呢？其实这么做就是要求做噩梦的人正视梦中追他的那个人。梦中追你的通常就是创伤的象征，也就是创伤在追你，所以梦中常常是你恐惧的东西追你。当你能够回头去看的时候，就意味着你能够直面这个创伤，并开始处理这个创伤。

我在临床中用这种技术指导来访者后，当来访者再次做类似的梦时，往往真的能在梦中放慢奔跑的速度，停下来看是谁在追他。这时候，他会有意外的发现：

第一种可能，追自己的人是自己的兄弟姐妹。这种梦境是同胞竞争的反映。在同胞竞争中，兄弟姐妹其实没有那么可怕，实际上他们只是想跟自己一起玩而已。

第二种可能，一个人小时候受过惊吓，长大以后仍然会有梦魇，当他在梦中转过头时，发现自己已经是成人，觉得追自己的人现在并不可怕，不会吓着自己。

我小时候很怕一个邻居，他是一个哑巴，所以他努力说话发出的声音让当时幼小的我觉得特别奇怪、特别害怕。可是我长大以后再看这件事情，发现他其实对我非常友善。因为他是哑巴，他想跟我交流时，就只能拼命地做出夸张的动作、表情，同时发出奇怪的声音，这样一来，就会吓着还是小孩的我。这种情形小时候会在我的梦中出现，但长大后再梦见，并且能够在梦里面对这种情形，就不可怕了。

通过积极想象修改梦

创伤往往会让人想象它正在向着灾难的方向发展。那么既然它是想象，就可以针对想象进行工作，将消极的想象转化为积极的想象。死亡的事情不再只有死亡，还有重生；灾难的事情不再只有灾难，还有转折。

童话故事很像梦境。一般来说，梦的结构有开头、有情节、有转折、有结尾。所以，如果孩子梦中的情节是向可怕的方向发展，比如，掉下深渊，那么，你在孩子睡觉前给他讲童话故事时，可以对情节进行积极的修改。比如，故事的主角掉到空中，突然发现自己身上背了降落伞，并且降落伞张开了，或者掉下去时有一双大手接住了他，这样孩子就会在梦中增加很多奇特的、神秘的、能帮助他的力量。

对梦的分析，可以帮助还原创伤，连接过去的记忆，并且能对梦境中的创伤情境进行改编。创伤的梦，可能反映了创伤时刻的某种情境，梦里有很多夸大和扭曲的部分，而通过积极的想象给自己增加资源，对梦境进行改编，同样也是一种夸张和想象，但是结局完全不一样。在这个意义上，通过对梦做工作不仅能了解创伤，也能治疗创伤。

15

心在隐隐作痛，怎么让自己放松下来

| 躯体疼痛与创伤 |

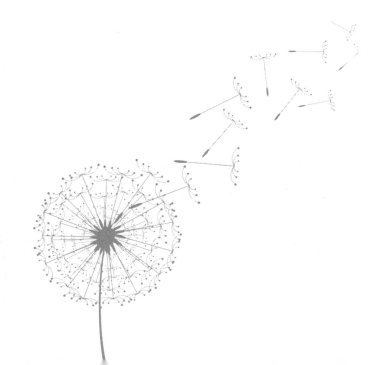

心理创伤引起的躯体疼痛表现

创伤发生后很多人会出现周身不适。其中，躯体疼痛是一种典型表现。而且这种疼痛是慢性疼痛，也就是说，可能会持续相当长的时间，并且患者的治疗效果也不好。

生理性的肌肉疼痛

从生理的角度而言，疼痛的发生可能与创伤发生时大量肾上腺素的分泌、全身高度紧张、肌肉收缩有关。我们来做一个很简单的实验：尝试把全身的肌肉绷紧。一般情况下，你只要坚持一分钟左右就撑不住了，因为肌肉紧绷会使肾上腺释放大量的激素，使得肌肉高度紧张，产生乳酸，引起躯体疼痛。就像我们百米冲刺后会感觉肌肉酸痛一样，这也是乳酸堆积的表现。

相关研究证实，当疼痛变成身体的一种记忆时，身体就会持续地感到疼痛。有研究者对创伤人群进行测试，他们发现有一部分人的去甲肾上腺素平均水平高于一般人。换句话说，这些人长期处于焦虑状态，长期释放大量的去甲肾上腺素。这也导致他们的平均心跳比一般人快。比如说，正常人的心跳是每分钟 60 ~ 80

次，而长期处于焦虑状态的人，心跳可能在每分钟 90 ~ 100 次。如果一个人长期处于焦虑状态，就相当于他随时处在要么逃跑要么战斗的紧张状态下，从而导致生理性的肌肉疼痛。

内脏疼痛

另一种疼痛感和创伤发生时的经历有关。当事人可能有过被折磨、被伤害和挣扎、搏斗等经历，而这些经历发生时的感觉会记录在身体中，从而使全身或某一部分产生特殊的疼痛，比如说内脏疼痛。

在现实生活中，一个人也可能因过去的创伤而长期心情异常，导致身体代谢出现紊乱，继而出现内脏疼痛。

1. 腹痛

内脏疼痛中典型的是腹痛，并且常常原因不明。对于女性而言，很多腹痛跟子宫有关。比如说，一个女性当事人的创伤来自流产：她想生孩子又没有办法实现。这些会变成她身体的记忆，使她总觉得下腹痛。这种痛是一种流产的记忆，提醒她，她曾经有过一个孩子，受过一次伤害。这种伤害甚至会使她于再次怀孕之后，因为这种记忆产生的疼痛而再一次流产。因此，对于慢性、顽固、持续治疗效果不好的疼痛，我们需要追问患者过去有什么特殊的经历，研究这段经历与疼痛有没有关系。

2. 胃疼

还有一种典型的内脏疼痛是胃疼。一般来说，胃疼可能就是慢性胃炎，或者幽门螺杆菌引起的。可是，同样有研究者发现，如果长期精神紧张导致肾上腺素分泌水平持续过高，可能会让胃部黏膜下层血管长期处于痉挛状态，这种痉挛会导致胃缺血。如果胃部长期缺血，则易成为滋生幽门螺杆菌的温床，导致胃炎、消化不良以及胃溃疡等症状。

从心理学的角度来看，胃是一个人接纳的容器。早期婴儿和母亲的关系中，婴儿是否能得到母爱，是否能吃到母乳，对婴儿来说就意味着母亲好不好。所以，胃疼也可能反映了患者和母亲的关系，如果没有足够的高质量的母爱，也可能导致一个人胃疼。所以，对于胃疼的人可以了解一下他的家庭关系，以及早期抚养史中有没有母子关系问题。

对创伤疼痛的躯体治疗

有的患者长期服用止痛药，甚至达到药物成瘾的程度，但是治疗效果仍然不好。我的临床经验是，这类患者的疼痛可能不仅仅是躯体性的，也是心理性的。因此，对于这类患者，我们要做一些心理上的工作。

放松训练

放松练习能使肾上腺素水平下降，比如瑜伽、冥想。此外，还有一种专门的放松技术叫渐进式肌肉放松训练。渐进式肌肉放松的具体做法是：针对全身，从头部开始，让练习者的每一块肌肉都在指导之下进行放松。这个练习的原理很简单，想要放松先要紧张。比如，用力地闭眼睛，直到你不能再紧闭为止，然后放松。由于这种先紧张再放松的做法在紧张与放松之间产生了鲜明的对比，所以练习者能够很快体会到放松的感觉。在专业治疗师的指导下，每一块肌肉都先用力绷紧然后放松。完整地做完全身的放松练习大概需要一到两个小时。

有些人可能会选择拼命地运动，比如晚上出去跑步，跑到精疲力竭。只要不是太晚，这种方式也是可以的，它也遵循了先紧张再放松的步骤。出去做运动，就是先紧张，然后回来冲一个热水澡，则是放松。

此外，还有很多放松的方法，比如泡热水澡、喝牛奶、吃糖等。

表达性治疗

当然，对创伤的治疗更重要的是需要探讨早年的创伤经历。表达性治疗就是探讨创伤经历的一种疗法。表达性治疗有多种方式。比如绘画治疗，把身体的某一部位画出来，去想象身体的这个部位有什么功能，有什么记忆。如果你画的是一个蜷缩的人体，那么你期待它最终成为什么样的状态，等等。

身体最大限度地接触支撑物

在格式塔治疗中，有一个名词 grounding，也就是落地的意思。比如一个人紧张的时候，他可能会踮着脚，可能会半边屁股着地。而落地就是要让他的身体最大限度地接触支撑物，比如双脚一定要着地，背一定要靠在什么地方。这是一种原始的婴儿状态——婴儿需要躺在床上，并经常被妈妈抱着。

类似母亲的陪伴

在进行躯体治疗时，如果有一个类似于母亲的人来陪伴你，与你讨论发生的事情，你们之间形成类似于母婴的一种呵护与被呵护的关系，将有益于创伤的疗愈。这种关系同样也是心理治疗师在实施治疗时与你发展的关系。用这种关系对创伤的治疗进行支持是有必要的。

16

怎样跳出越反思越痛苦的恶性循环

| 反刍与创伤 |

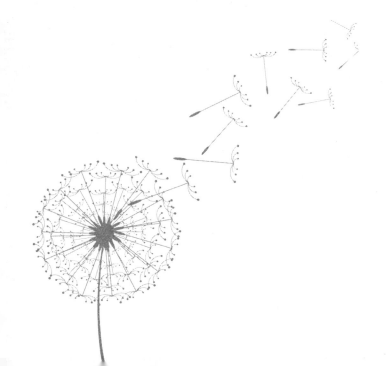

心理创伤的思维特征

　　大脑边缘系统中的杏仁核和海马体，是大脑中负责管理情绪情感和记忆处理的组织。所有的记忆都被编排、储存在海马体中，接着继续发送到大脑的额叶、顶叶、枕叶、颞叶，从而形成对外界的认知。这些认知包括视觉记忆、躯体感觉记忆和思维逻辑等。杏仁核主要处理恐惧、害怕等相关情绪，协助做出逃跑或者战斗的判断，并向海马体传递信息。

　　创伤思维其实存在某种错误认知。在创伤事件发生的那一刻，巨大的刺激集中在脑部杏仁核中。有研究表明，如果突然发生一次重大创伤，很多情绪和刺激信息全部集聚在杏仁核中无法继续传递。情绪和刺激信息的传递过程就像以前老式的磁盘机卡带之后，停在一个地方发出重复的声音一样，跑到那个地方，然后又返回，再跑到那个地方又返回。

聚集在杏仁核无法传递的情绪的特点

1. 原始情感

原始情感是指人最初始的情感，它是人一出生没有受外界任何影响就带有的情感。原始情感主要分为两类：恐惧和欲望。聚集在杏仁核无法传递的情绪常常表现为比较突出的原始情感特征，主要是恐惧、害怕、愤怒。

2. 碎片化记忆

聚集在杏仁核无法传递的情绪带有某种碎片化的记忆。比如，他对创伤事件的记忆不完整，只能记得某一个片段。所以，当治疗师想要了解创伤事件发生的全过程时，当事人常常记不清楚，如当事人被绑架或者被猥亵等事件的经历，每次讲的内容可能都不一样，这就是创伤的认知表现。此外，虽然是碎片化的记忆，但是能记得的片段在大脑中一次又一次地重复播放。

与客观不符的错误认知

如果上传到相关脑区的创伤经历信息是不完整的碎片化信息，那么经常会出现一些与客观不符的错误认知。

1. 自责、自罪

当事人会表现出自责、自罪的行为。比如，他会认为不是别人不好，都是自己不好；不是别人做了错事，而是自己特别糟糕，

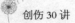

应该自己负责；等等。

2. 失去人与人之间基本的信任

其实，我们每个人的生活往往建立在"灾难不会发生在我的身上"的"神话"基础上，但从小到大我们可能会经历很多危险的时刻，如摔伤、烫伤、生病、车祸等。所以一个人能长大真是一件不容易的事。可是你还是长大了，因此形成了虚幻的信念：灾难不会发生在我的身上。类似的信念还有"我的至亲不会离开我"，因为小孩的长大必须要有人照顾、抚养，而照顾、抚养他的人往往是父母、爷爷奶奶、外公外婆等亲人，陪伴照顾的时间长了就会形成"他们不会离开我"的虚幻信念。其实这种信念就是一种神话，因为父母及亲人离开我们是注定要发生的，有可能是离婚、意外事故死亡、生病离世，就算没有这些事，最终都会因衰老而死亡。所以，当神话破灭时，有的人就形成了另一种信念——世界上没有可以依赖的人，世界上没有可信任的人。也就是说，创伤会打破安全的神话，反向形成一种人是不可信的，甚至连至亲都会背叛我的信念。如果形成这种信念，可想而知这个人的成长和人际关系将会遇到多少困难。

3. 感到生活没意义

当事人会觉得："我活得这么卑贱，没有人陪我，经常被抛弃，那我活着还有什么意义？"所以他会认为生命是没有意义的，自己的存在毫无意义。

当"这一切都是我的错""人不可信""我活得没意义"等信念在当事人的头脑中盘旋时，他往往感到活不下去。所以，这类人经常会反复出现自残自伤的行为，直至自杀。

这些创伤导致的思维会反复出现并影响当事人的人生。首先，他会经常做出上述自残自伤、自杀等行为，亲人或朋友稍有疏忽，他可能就自杀了。其次，在人际交往方面，他会退缩。由于他觉得人都不可信，每个人都是危险的，所以他会躲避社交，逃到自己的世界中去，形成孤僻、退缩的性格。所以，与其接触时你会发现这样的人内心处于极其自卑、空洞和空虚的状态。

矫正创伤思维的方法

由于创伤形成了错误认知，所以你对当事人说"不是这样的""你很漂亮""你很有才"是没用的。只要创伤没有真正得到处理，错误的认知就会不断地在他内心发出声音。治疗需要根据创伤导致错误认知的原理——由于创伤阻塞了记忆上传的途径，所以要疏通记忆上传途径才会对他有帮助。

如果创伤亲历者允许自己去回忆创伤的经历，激活所有的创伤记忆，那当所有的创伤记忆被连接起来后，再一次上传的信息就是一段完整的记忆。这种治疗方法是创伤的暴露治疗法。

　　一个女孩找了一个男治疗师进行治疗。不过，这个女孩要求在走廊里做治疗。治疗师觉得很奇怪，走廊里人来人往的，怎么做治疗呢？不过治疗师还是答应了。在走廊里做了几次治疗之后，女孩觉得"比较安全了"，才答应到治疗师的办公室进行治疗。而恰好治疗室的光线比较暗，每次治疗时女孩都要求把门开着。这种要求不同寻常。一般来说，患者都是要求关着门，以保护自己的隐私。可是她为什么要开着门呢？这与她来治疗的原因有关。她来治疗的原因是最近听到一个以前邻居的爷爷去世了，她突然感觉自己大祸临头，全身不舒服，睡不着觉，做噩梦，可她不知道自己为什么会这样，所以她来做治疗。

　　在治疗中，她逐渐回忆起5岁时到邻居家去玩，结果被这个爷爷叫到一个黑屋里。她已经忘了到黑屋里做了什么，只记得自己吃了糖。可能那个记忆是比较可怕的，或者那个记忆是比较羞耻的，为了保护自己，小女孩忘记了过程。而最近，那个爷爷去世的消息，刺激了她的记忆。她自己想不起来具体发生了什么，可是身体还记得，情绪还记得。她到治疗室进行讲述，通过她在治疗中的表现，我们可以发现，她的行为实际上代表她对当时事件过程的记忆，可能这部分记忆带有特别强烈的羞耻感，也带有某种预示，这是一个性猥亵的案例。

从案例中可以看出，要改变创伤思维，就需要有能力讲述，并且回忆那些曾经对当事人来说特别可怕的事情。要等到可以讲述的时机，可能需要很长的时间。案例中，这件事是女孩 5 岁时发生的，到了大学她才有能力、有胆量去讲述。

此外，对于创伤的治疗，除了暴露治疗，另一个关键点在于建立信任的关系，而这种关系一般需要稳定的治疗设置。因此，对于有创伤经历的人来说，他是否能找到专业人士，并与其在一个稳定的环境中发展关系，然后在稳定、安全的关系中讲述特别重要。

17

你适合哪种类型的伴侣

| 尊重家庭的运行规律 |

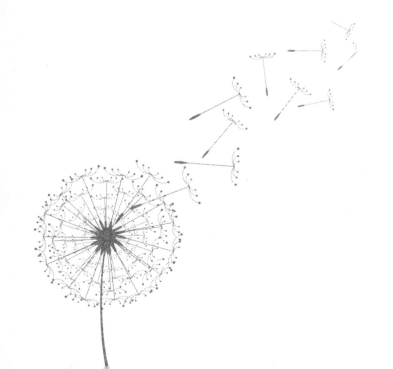

家庭中争吵的来源、现象与结果

一个在争吵不断的原生家庭中长大的孩子，如果长大以后组建的家庭是一个特别安静的家庭，或者是一个对他特别友善的家庭，他反而会因为不习惯而闹腾。为什么会这样呢？因为太安静会让他觉得：首先，这一切都不是真的，因为他不习惯；其次，自己不配，难道这一切是我应得的吗？难道天上掉馅饼了吗？所以，在这种关系中他要搞点儿事出来，找到熟悉的感觉。

这听起来很心酸。这也是为什么有的家庭中伴侣的一方总是莫名其妙地找碴儿，没事找事儿。在这种情况下，他找了什么碴儿或找了什么事儿已经不重要了。关键是找碴儿或找事儿的过程中，他感觉到的那种熟悉的味道：贬低和责骂。由于在早年的印象中，父母之间常常威胁对方要离婚、要打死对方，无尽的吵闹，这些建构了他的认知。但是每次父母争吵以后，他们又和好如初，吵闹后会有"奇迹"发生。可是，孩子并不能确切地理解发生了什么事情，他觉得父母争吵时说的话都是真的，他们要离婚了，他们不要我了。所以，这个孩子在成年以后可能会重复这种模式，只有吵架才会让他觉得舒服一些。因此，有时夫妻双方一个人挑事儿以后，另一个人还在那儿气哼哼的，挑事的人却已经翻篇了，又乐滋滋地做饭去了。

虽然这是一个辛酸的结果，是一个悖论的心理结构，但是有时生活就是这样，不要事事当真。如果你的伴侣来自一个父母经常争吵的家庭，你又深爱你的伴侣，那么，偶尔吵一吵也没有关系。因为从某种意义上来说，没有不吵架的夫妻，因而也就没有那种从来没有亲历过父母吵架的孩子。吵架可能既是某种形式，也是某种气氛。

原生家庭对伴侣双方的影响

伴侣的一方来自平和的家庭

来自平和家庭的人找到一个来自经常发生争吵家庭的伴侣，这种完全不同的家庭气氛，也许对他们彼此而言，是一种补偿。也许来自平和家庭的一方觉得自己家里太波澜不惊了，没有任何争吵，太没意思了。因此，不仅是来自经常发生争吵家庭一方要寻找一种争吵的气氛，来自平和家庭的一方可能也想要寻找这种争吵的感觉。所以有时不必把争吵的事情太当真。因为对方并不是真的要吵架，而是想寻找一种吵架的感觉。

彼此都来自经常发生争吵的家庭

对这一类夫妇来说，他们彼此可能匹配度更高。对他们来说吵架是常态，如果你建议他们分开，去找一个安静的伴侣，他们反而不自在，也不愿意。因此，不是所有的吵架，都会真正地伤害对方，相反，吵架可能是彼此都需要的。

有一对老夫妻吵了一辈子，几乎不共戴天，并且多次吵到要离婚。可是老伴去世后，有一天他们的孩子看到母亲一个人坐在桌前落泪，还咬牙切齿地说："你爸爸在时，我天天要跟他闹离婚，我天天要跟他吵。他现在不在了，家里是安静了，可是我还真怀念他，我还真想把他拉起来再吵一架。"

这说明这对老伴通过吵架建立了情感连接。有的人除了通过吵架的方式，别无他法构建亲密关系，所以对某些人而言，有时候吵架也是一种沟通方式。

尊重每一个家庭自己的运行规律

就像吵架是一种沟通方式一样，如果一个人不能用言语来表达，他可能会用其他方式表达。有的人二话不说见面就打架，用行为来表达；有的人二话不说见面就流泪，用情感来表达；有的人特别能说，夫妻俩促膝谈心一整晚，但是什么事都不做。也就是说，夫妻之间有很多种表达形式。

有了这样的理解后，我们再来看是否能跳出这种所谓的伤害关系。假设你来自一个有创伤的家庭，你是否能找到一个接纳你的伴侣？这是有可能的。但问题在于你能否去享受别人对你的好。

> 我的一个学生，她跟父母不亲，但跟公公婆婆很亲。她的先生在追她时把她当作公主捧在手里。小时候她的父母对她的要求没有什么回应，而她的男朋友对她有求必应。她感觉自己在老公家里特别受宠。

幸运的是她能很好地去接纳和享受这种宠爱，而这也正是她内心所渴望的。她进入新关系模式的关键是，她能去享受并且实现自己早年内心渴望的爱的拥抱。

假如她对这种宠爱感觉不自在，因潜意识中感觉自己不配而闹腾，说明她还没有能力接受一份真正的关爱。这个案例也说明，父母对她造成的创伤，除了源自父母的打闹，还源自父母的疏远——平时不和孩子讲话，很少给孩子回应和关照。如果你来自这样的家庭，当你到了一个亲切温暖的家庭以后，你要做的就是大胆地去享受被人拥抱、呵护的感觉，而不是怀疑、惊惧和不安。

热闹的夫妻并不一定羡慕冷清的，安静的家庭也不一定羡慕热闹的。但是，如果一个人来自有创伤的家庭，他能够找到一个没有创伤的伴侣，并且能享受他们的亲密关系，就会形成一种平衡。反之，如果来自创伤家庭的一方把另一方也拖入创伤的旋涡中，那么就形成了一个创伤死循环，不仅夫妻会痛苦，他们的孩子也会跟着痛苦，并可能传承这种创伤。换句话说，你不跳出创伤形成的互相伤害的死循环，就只能待在死循环里。

这种彼此伤害、吵架，可能在别人看来特别可怕，可是在身处死循环中的夫妻看来，他们在潜意识中可能比较享受。所以，不要认为那些吵架的夫妻可能就要离婚。

总的来说，尊重每一个家庭自己的运行规律，同时去了解自己适合哪种类型的伴侣。如果你找到了适合你的伴侣，那么，你们彼此如何作，都是你们自己的沟通方式，与他人无关。

父母对儿女婚姻的影响

现代社会中，还需要考虑的一个因素是父母怎么看待孩子的婚姻。现实中，很多父母为儿女的婚姻做主，儿女要去找伴侣时，也要考虑父母的态度。

比如，综艺节目《非诚勿扰》里有一个环节是征询亲友团的意见。女儿要去《非诚勿扰》相亲，还需要父母帮她选，帮她做决定，这是极具中国特色的关系。自己看中了只是一方面，还要征求父母的意见。

同样，一个男孩喜欢一个女孩，他也要获得女孩父母的认可，讨得女孩父母的欢心，这是非常有意思的现象。也就是说，在人际关系中，我是一个关系中的我，我不是一个单独存在的独立个体。所以，我觉得《非诚勿扰》的节目设置也给我们提了一个醒——看一个关系不能仅看夫妻两个人的关系，还要回到他的大家庭去看他的父母和他的关系、父母之间的关系、父母和他的兄弟姐妹的关系，以及父母与自己父母的关系。因为一对夫妻关系的好坏，并不仅仅取决于他们之间的关系，而是两个家族之间关系的反映。

18

怎样识别危险关系，远离伤害我的人

| 斯德哥尔摩综合征 |

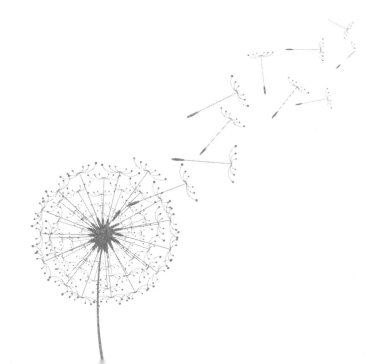

斯德哥尔摩综合征在生活中的表现

斯德哥尔摩综合征在生活中的表现是：当你接近伤害你的人后居然和他产生了连接，你会认为他是英雄，那些伤害不是伤害，甚至会怀着某种兴奋的情感接近他。比如一个被丈夫暴打的妻子，旁观者劝说她离开丈夫，她做不到，当别人来调查家暴时指责她的丈夫，妻子还会为丈夫辩护。虽然丈夫家暴使她在家里长期处于危险之中，但是她却对危险浑然不知。

> 很多年前有一个纽约的白领，她长得很漂亮。她跟治疗师说，有时候晚上她会衣着光鲜地来到城市中治安比较差的地方闲逛。她知道那些地方很危险，但是她不知道为什么自己会有这种冲动。

其实她觉察到危险已经是一种进步了。而有些人根本没有这种觉察，跟什么样的人在一起，到什么地方去玩，做危险的行为等，都只会让他们觉得特别刺激。

　　曾经有一个小女孩，她经常自残自伤。在治疗中治疗师与她约定，如果她要坚持治疗，就不能自残自伤。她答应了，但是她说："好，那我就去文身吧。"文身不属于自残自伤。父母也没有其他办法，想想文身总比自残自伤好，就同意她去文身。可是她文身的面积越来越大，最后全身都是文身。父母接受不了："十六七岁的女孩，这样不行。"她又灵机一动说："那好，那我去学文身，我给别人文身可以吧？"

　　可以看出这个女孩很聪明，总是行走在症状和妥协之间。当然，文身比一味地自残自伤要好。

　　有时候，这种行为在意识上是说不清楚的，这不是由意识决定的，而是由潜意识决定的。我们几乎能闻到这个女孩的潜意识带有施虐和受虐的味道，带有某种寻求被虐待的危险，但对她来说，这种味道很刺激。这种刺激可能就是躯体遭到虐待产生的刺激。

　　有一位女士，她从小就被父亲无缘无故地家暴。长大后她结婚了，跟她的丈夫在一起时没有办法获得性的满足，只有跪在床上，把丈夫赶走，一个人独自待着，想象被丈夫家暴时，才能获得性的快感。

　　以前一般会把这种情况概括为阴影，可是对有些人来说这是一个挥之不去的刺激源，一个让他们异常兴奋的刺激源，即以前的异常经历构成了当事人的异常思维和行为方式。可能对他们来说，需要的刺激是不同寻常的，这不是由意识决定的，而是由他们早年的经历和潜意识决定的。

临床上，斯德哥尔摩综合征出现在女性身上较多。对于这类人进行心理治疗，特别是动力性的心理治疗，可以通过关系进行，只是需要治疗师跟来访者一起工作的时间比较长。因为受害者对加害者的这种奇特情感是通过某种长期的抚养关系形成的，所以受害者也需要在一个专业和长期的关系中才有可能被治疗，才有可能转换这种潜在的错误认知。

斯德哥尔摩伤害会导致什么后果

要避免斯德哥尔摩伤害，当然最好是拥有一个氛围比较平和的家庭。但是，如果父母对孩子特别严厉或残酷，这种来自家庭中父母的创伤，孩子逃无可逃，容易导致斯德哥尔摩综合征。这些孩子，可能会走向极端，也可能会寻找类似父母的人来虐待自己。当然，他们也有可能活出截然不同的人生。

走向极端

一个方向是变得非常极端。你既然打我，那我就到社会上去打架。于是，他参加了犯罪团体，无恶不作，做出很多反社会的行为。当然，这一部分人也很快就进了监狱。选择这一方向的人通常是男性。

寻找类似父母的人来虐待自己

另一个方向是寻找类似父母的人来虐待自己。这部分人长大后建立家庭，又会遭到家暴。我们发现，在原生家庭中受到严重伤害的孩子，在他长大的过程中，总是能在潜意识中识别那些可能对他造成伤害的人。这部分人中，女性人数相对较多。例如有些女生特别会辨认渣男。但这种潜意识中的辨识，并不是为了避免受到伤害，相反地，她们可能很快与对方接近，并再次感受到曾经受到伤害的情境。

斯德哥尔摩综合征患者的创伤通常都来自早年比较严重的创伤。这些人如果希望改变现状，就需要寻求专业的心理治疗。治疗师对他们进行治疗时，需要具备一些创伤治疗的专业知识。

生命历程也可能截然不同

当然，不是所有孩子都会这样，有些孩子在成长的过程中，接触到一些真正对他友好的群体，比如老师、同学和朋友，生命历程可能截然不同。有人经历了家暴长大，日后的亲密关系会与原生家庭中那种关系截然相反，他建立的家庭和结交的朋友都是一些对他有帮助的人。这是一种很重要的能力。

如何干预出现斯德哥尔摩伤害的家庭

情况不同，干预方式不同

斯德哥尔摩现象是一个创伤的结果。对于这种创伤的干预可以分以下几种情况，采取不同的方式进行。

第一，它的确对人造成了重大的身体伤害，就要去干预，甚至是社会要强行干预。

第二，要对孩子加以保护。不管成人之间吵吵闹闹，他们是否觉得有问题，但孩子仍然需要得到保护。

第三，如果夫妻双方比较匹配，而且他们的行为对社会和对他们自己的身体没有造成危害，那么是干预还是听之任之，则要具体情况具体分析。

在只有享受的施虐和受虐关系中，孩子仍需保护

值得注意的一点是，如果有人陷入这种关系中不想改变，那么他一定会受到伤害吗？通常，人们都会有这样的担心。但有时候，并非如此。受害者在一种施虐和受虐的关系中，有可能双方都比较享受。尽管他们吵吵闹闹，甚至经常动手打架，但是双方

却是一种非常匹配的状态。所以形成了一种现象：有时候看到吵得比较厉害的夫妻，通常我们会认为他们的关系非常糟糕，但是，他们彼此之间其实比较享受，而且他们的关系有可能会比那些相处平和的夫妻更加持久。所以，对于这样的夫妻，如果没有造成特别大的身体伤害，那么这可能是他们相互交流的一部分。换句话说，他们没有其他交流能力，只能通过打打闹闹来进行交流。对于这种情况，也许我们做不了更多干预。因为他们彼此都比较享受，而且不觉得这有问题。

那么在这种情况下应该干预什么？应该干预的是他们的下一代——孩子。因为夫妻之间激烈的和异常的对抗性沟通模式往往并不避讳孩子，甚至有时候夫妻一起打孩子。这会对孩子的成长造成很大影响，在这种情况下要保护的是孩子。

19

受伤心态下，如何与他人好好相处

| 创伤人际疗愈 |

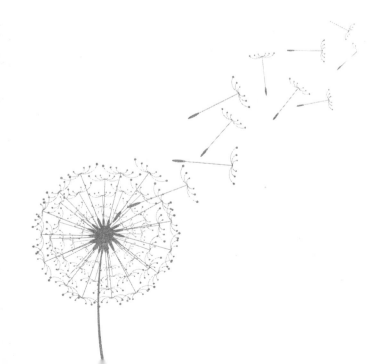

创伤的易感因素

易感性是指一个人出生后早年的生存和养育环境不够好，造成他在成长过程中容易对一些外界事件产生错误认知，继而容易产生创伤的人格因素。比如父母经常不在家、经常吵架、经常打孩子、虐待孩子、父母情感疏远等，这些都是构成创伤的易感因素。

创伤的受害机制：魔鬼和天使工作机制

早年处于不利于健康成长的环境，会在人的内心制造出两个世界，形成两种工作机制。

魔鬼世界，魔鬼机制

第一个世界，魔鬼世界。即别人是魔鬼，只有我变成魔鬼才能和他们融为一体，不受威胁，或者我成为魔鬼去威胁别人，别人才威胁不到我。这就是很多受害者后期变成加害者的原因之一。

天使世界，天使机制

第二个世界，天使世界。不管周围的人是不是变成魔鬼，反正我是天使。这种人就变成了牺牲者，永远是砧板上的肉，是祭献的羊羔，他永远都是一个受害者。不管别人怎么折磨他、迫害他都没有关系，因为他只活在作为天使的内在世界里。这种人往往会度过非常悲惨的一生，他会不断地成为别人霸凌、任意欺负的对象，而他自己还总是觉得这是自己应该承受的。

创伤疗愈的智力资源

虽然这些受害者命运这么凄惨，但他们为什么能够活下来？我们得出一个很重要的结论：他们能活下来一定有某种力量或资源支撑着他们。

创伤易感者的心理工作机制是魔鬼机制或者天使机制，即迫害者机制或者受害者机制。因此，寻找他们的力量资源也要紧扣这两种对立的机制。

有个小女孩从上幼儿园开始就经常被父母打。父母有时用警棍，甚至是电棒击打她。到了中学，她有了反抗能力的时候，她就开始反抗。她的反抗方法是找一个她可以欺负的男朋友。一方面，无论她怎么欺负这个男朋友，男朋友都不会离开她；另一方面，她受伤的时候，这个男朋友都会陪着她。所以，可以说她变成了加害者。但是，这个男朋友对她和父母的关系是有所修正的。

当这个女孩进一步长大，她觉得这个男朋友对她来说已经不合适，于是她又找了一个男朋友。这个男朋友不仅能够接纳她，而且可以和她一起学习。这个女孩后来考上了大学。

一些受害者从小生活环境不好，受害的经历特别多，可是他们总能够死里逃生。这些受害者自己会进行思考分析，做出对自己有利的选择和行动。这就是他们的智力资源。

有个技术很好、收费很高的文身师，他给别人做文身的条件就是"找我文身，不能喊疼"。因为他做一次文身通常持续 3~5 个小时，如果文身者一直喊疼，文身师是无法专心坚持到结束的。

通常我们会认为，文身这么疼，还不让喊出来，应该很少有人找他文身。但事实正好相反，很多人找他，原因是他们来文身就是来找疼的。很多创伤者会通过文身寻找疼痛刺激。因为他们不能自伤自残或自杀，那就通过频繁文身、大面积文身来满足伤害自己的内在冲动。通过文身来满足内在伤害自己的方式就是他们的智力资源。

前文中提到的女孩，文身的面积太大，遭到家里的反对，于是她说"那我去当文身师，我自己不文身，我去给别人文身"。给自己文身时能满足自己感受疼痛的愿望，但她为什么能够通过给别人文身来达成自己的受虐愿望呢？这是镜像神经元在起作用，它可以通过看到别人的情况，感受与之同样的感觉。

比如，一个因事故失去胳膊的患者，在失去胳膊后的一段时间内会有幻肢痛（感觉到失去的胳膊的疼痛）。假设他失去的是左边的胳膊，当他看到康复师给左边胳膊骨折的人按、揉、压时，他自己的幻肢痛也会跟着感到好转。

这种现象很奇特。其原因就是大脑通过镜像神经元，感受到别人左胳膊在按摩时好转的感受，就好像自己左胳膊的幻肢痛也有好转的感觉。

镜像神经元是人类共情和同情的来源之一，所谓痛着别人的痛，爱着别人的爱，诸如此类，就是镜像神经元在起作用。比如女孩去做文身师：我自己不能伤害自己，但我可以通过给别人文身，看到别人疼痛，感受到疼痛，于是满足了我追求疼痛的冲动。这种思路就是她的智力资源。

创伤疗愈的想象力资源

有创伤的人往往想象力都很丰富，但他们的想象力几乎都朝向消极的方向，比如"完了，我彻底完了""世界末日要到了""别人要害我了"等。

想象有一个特点是现实中满足不了的往往可以在想象中满足。创伤者的想象总是与创伤有关。如果我们能帮助创伤者把想象力向积极的、好的方面发展，去创造、构建和形成美好的想象，就可以帮他取得疗愈创伤的想象力资源。

大自然中有一些重要的象征：高山象征父亲，树木象征我们自己的生命力，河流海洋象征母亲。还有的人把母亲想象为草原："我经常做梦，梦见我赤着脚走在草原上，踩到草和泥土，呼吸着新鲜空气，看着满天的繁星，我的身心觉得特别放松，也特别安全。"

还有的情况是一个人在成长的过程中，可能父母对他不好，但爷爷奶奶、外公外婆，或者某一个亲戚对他很好。他可以经常想象，在现实中曾经给他帮助，对他特别有意义的一个人陪伴着他。

就想象力这种内部资源而言，除了可以想象是自然界的或现实中某一个对自己有帮助的人以外，还可以想象某个神话或童话。因为一个人在想象中往往可以像孩子一样化身为某种神话或动漫人物，从而获得相应的力量感。所以，如果我们重视童话、神话、电影、话剧、歌剧等作品，让它们成为疗愈创伤的想象力资源，就会有益于创伤疗愈。

在西方，很多人通过看歌剧陶冶性情，同时疗愈自己内在的创伤。在我国，相声、小品、戏曲等艺术形式，是拓展我们想象力及其他内部资源的重要渠道。

从广义的角度来说，人人都有创伤，但很多我们成长过程中的创伤都能通过想象力得以疗愈，所以我们要重视想象力这种内部资源的营造。

20

如何借助外力，帮自己度过心理脆弱期

| 创伤疗愈的资源 |

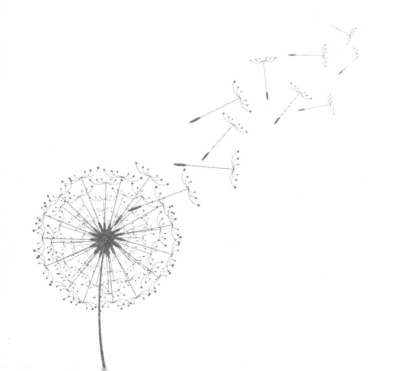

保持合适的人际距离

在临床上见到很多来访者，他们自身的内部资源其实是不够的，其表现为常常感到自卑、孤独，以及与社会格格不入。这时，外部资源就很重要。要高效疗愈创伤，其实在外部资源和内部资源上都要下功夫。

寻求外部资源的困难往往在于当事人因受创伤影响而缺乏安全感，继而对他人和环境失去信任。所以对于当事人而言，即便外部资源就在身边，是否愿意信任并接受帮助往往也是一个问题。

一个有两个孩子的德国男人离婚后，交了一个新女友，女友想与他结婚生子，可他却逃得远远的，并且慢慢地患上了抑郁症。女朋友很爱他，所以就建议他去做心理治疗。心理治疗师也觉得他离家庭太远，工作太努力了，因此建议他离工作远一点儿，离他的孩子和女友近一点儿。可是在这种调节之下，他的症状越来越严重，最终治疗师放弃继续给他治疗，建议他换一个治疗师，并根据他出现抑郁症以及自杀的念头，希望他考虑住院治疗。当他换了一个心理治疗师后，治疗师对他说：
"你回家去吧，下个星期一照常上班。"治疗师做这样的
决定是要冒风险的，因为他有自杀的念头。到了星期一，
他正常去上班，星期三他又去治疗，结果治疗师发现他
的病情有所好转。

那么第二个治疗师采用这一治疗方案，考量的是什么呢？他
考量的是这个人被亲生父母抛弃后经历了 3 次被收养，每一个收
养家庭都虐待过他，所以，他很难形成对人的信任。在他成长
的过程中，少年时期主要是做街头混混，一直打打闹闹到 13 岁。
但是 13 岁时，他突然觉得如果再这样下去，这辈子就毁了，于
是他开始发奋读书。

在德国，成绩不好的学生基本上没有进入大学的可能，而是
直接进入职业学校。不过，因为他特别聪明，一旦开始认真学习，
成绩就很好，后来上了大学，然后读了研究生。他学的是金融，
在 30 岁出头时，就在一个小城市里当上了一个银行的行长。他
管理着 30 多人，在工作中非常自信，30 多个员工都非常尊重他。
所以治疗师认为，他自身的外部资源是与他一起工作的同事和下
属保持恰当的关系，并且通过工作获得自信。

那么他的问题出在哪里？问题就来自与人的关系太近。因为
他的亲生父母抛弃他，几个领养家庭虐待他。因此在家庭关系中，
他越靠近女友，女友对他的要求就越多，他的症状也就越重。

鉴于此，治疗师建议他利用自身的外部资源，回到工作单位，

跟家庭保持一定的距离。

他的女友当然不理解这一点，因为她希望离他越近越好，但是这样会导致他的信任危机。有的人在关系太近时，反而会感到特别危险。出于对他过去经历和创伤的理解，治疗师的选择是对的，因为这是他的外部资源。

与自然融合

一个人早年的创伤往往与母爱的缺乏有关。以色列心理学家纽曼曾经写过一本书《大母神》。在这本书里，纽曼提到每个人内心都有一个原始母亲的位置。原始母亲不同于现实的母亲。如果现实中母亲和父亲都很糟糕，并没有在一个人小时候为其提供足够的关爱和照顾，那他怎么活下来呢？他必须寻找一些内在的力量，这个力量往往来自内心的原始母亲，即大母神。这其实是一种想象，是关于原始母亲不断提供现实母亲所不能提供的关爱和照顾的想象。

与母亲有关的一些想象，包括在梦中出现的，比如你想象自己躺在海洋之中特别温暖，这相当于想象自己躺在子宫里，或者是你梦见自己被紧紧地包裹着，这也是一种早期原始的想象，它既是分娩时被产道所包裹的感觉，也是出生以后被被子包裹、被母亲拥抱的感觉。这些都是关于原始母亲的想象。

大自然其实也是具有疗愈性的大母神。比如一个人感到特别痛苦时出去走一走，呼吸新鲜空气，或者到森林里感受被森林中鸟语花香围绕的感觉，感受被融化在大自然之中的感觉，整个人就会舒缓很多。

一个年轻人新婚时去了尼泊尔攀登珠穆朗玛峰。她的攀登目的地海拔大概 3000 多米。这是她第一次爬这样的高山。中途她无数次后悔，自己为什么要在新婚时做这么傻的事。因为在登山过程中，一方面缺氧非常痛苦，她感觉自己的肺都快喘出来了，另一方面道路不好走，身体很累。但当她到了海拔 3000 多米的目的地时，看到眼前的景色，她突然很感动，想流泪。她见到了从来没见过的景色，她出现了从来没有体验过的非常愉悦的感觉。首先是身体上和大自然融合产生的舒服、温暖、融化的感觉；其次，她好像有一种穿透宇宙的穿越感。身体的融合感和宇宙的穿越感似乎让时间消失了，她感觉自己可以穿越时空，可以到未来和过去。最后，她还产生了对人性通透的宽恕感，让她觉得可以理解和原谅过去的一切。

这种极大的快乐和融合感让她重新获得了力量，我们将这种力量称为来自大自然之母的力量。

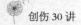

参加运动

做一些与大自然融合的事情，对创伤疗愈会有所帮助，但有时候与大自然融合可能要通过某种特殊的方式实现。比如，有的人热衷于跑马拉松。虽然跑马拉松是一件很辛苦的事，但他热衷于到全国各地跑马拉松，甚至去全世界跑。跑马拉松不仅仅需要金钱的支持，更需要一个人有顽强的毅力。为什么他会这么热衷这项运动呢？一个解释是他可能跑到 10 千米时大脑产生内啡肽，内啡肽让人特别兴奋并产生幸福感，他可以通过跑马拉松获得兴奋、幸福的体验。

此外，跑步时还有可能产生运动催眠现象。在跑的过程中，机械的动作和周围的外景不断地在跑步者面前掠过，简单的节奏，呼哧呼哧的喘气声音，让他和自然界之间好像隔了一层膜一样，他只是机械地往前跑，这一切构成了运动催眠现象。运动催眠状态是自我催眠状态，他的注意力完全集中在他的内心，这种状态正是一个人在禅修时想要获得的一种状态。一个人如果把注意力集中到自己的内心，并让注意力在内心世界扩大到无限大，从而产生强烈的愉悦感，增加自己的内在力量，就能使自己克服创伤。

加入恰当的团体，获得认同感

宗教信仰是一种内部资源。宗教信仰对于信众来说是一种强大的、神秘的内在力量，多数情况下它具有正向的支持作用，而且这种力量有时候比现实中实际存在的人的力量更强大。

宗教信仰的力量是一种内在力量，但是它必须借助外在团体存在。所以如果你参加了某一个宗教团体，并且它是合法的，团体有团员、有教义、有仪式，所有这些都能强化这种内在力量。

21

想要帮助别人，但又怕自己会因此受伤

| 自我保护 |

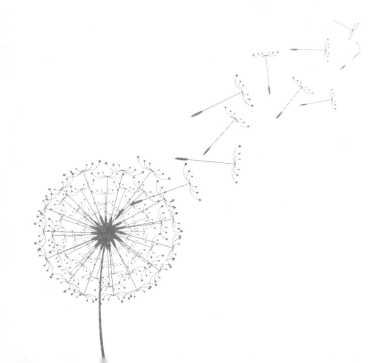

同感创伤

好友生活中遇到了危机，打电话找你倾诉。有时候甚至半夜打电话，一聊就是两三个小时。作为其好友，这时候你只能耐心地倾听。

这种倾诉电话通常会打很多次。但是，当这种倾诉电话接多了之后，你会产生特别强烈的无助感和无力感：你觉得帮不了他，最后你可能还会产生厌烦的感觉，但又不好意思拒绝，甚至因为他经常没有时间概念，没完没了地打电话而打扰你的生活。

一个人处在创伤之中而完全迷失在某种时空中，以至于没有时间概念是可以理解的。当他不断地向你倾诉，而你出于礼貌等原因，拒绝的话也说不出口。很多时候，对方倾诉时像连珠炮一样不断地讲，你连插话的机会都没有，而且内容多是重复的，你会感觉非常痛苦。

尤其值得注意的是，对方讲的一些事情有可能与你以前的经历相似，你从一开始的同情对方最后会变成对自己的自我批判，他的倾诉唤醒了你过去的创伤。这种情况不仅影响了你的生活，还影响了你的心理状态，问题可能变得更严重。这就是同感创伤，即别人经历的创伤能引起你的创伤反应。人是具有共情能力的，恻隐之心人皆有之，所以你的一番好意最后可能会伤到自己。究其原因有以下两个方面。

第一，对方说的事情和你过去经历的事情有相似点，因此他的事情作为一个扳机点激活了你过去的创伤。

第二，对方在创伤之中的情绪让你有无助、无力的感觉。对方所经历的，例如家暴、出轨等，让其有很多无助感、无力感，而对方找你倾诉正是要把其无力感、无助感，以及对人的不信任感传递给你，这使你也深深地感受到无助感、无力感，对人的基本信任产生怀疑。所以，如果对方向你倾诉她的丈夫出轨了，你可能就开始担心自己的丈夫会不会也出轨了，你被深深地扰动了。

应对方法

怎么做才能正确地对待、处理、解决这一问题，做到既能帮助别人，又不伤到自己。

恰当的陪伴

所谓恰当的陪伴，可以理解为专业的事情由专业的人做。如果你要去陪伴朋友，请你先思考一个问题——你有没有能力帮助他。

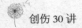

作为帮助者，如果你的内心存在一个想法："哎，我可以帮助他，并且在帮他的过程中享受到助人的乐趣。"那么，你不妨去帮助他，因为帮助他可以给你带来快乐。但是如果经过一段时间的努力后，你觉得帮不了他，你可能需要考虑这不仅仅是朋友该尽的义务，而且变成了一个专业问题。

如果一个人在当时的状态下认为你是唯一能帮助他的，你就应该把他的资源库扩大——他应该还有其他的朋友、同事、家人。作为朋友，如果你的朋友跟你说的事情涉及法律或一些特别严重的事情，那么你要有社会常识，即什么样的事情我不为他保密。比如他有严重的多次自杀的情况，你应该告知他的家人，帮助他尽快接受专业人士的支持和帮助。有时候你的朋友特别信任你，但是他处在特别危急的状态下，没有现实识别能力，那么你可以作为一个辅助性思维的角色帮助他进行判断。

因此，除了恰当的、必要的陪伴，你也许要做一个评估——自己能否独立应对，是否要加入更多的资源，比如他的家人和相关的专业机构。采取恰当的措施不仅能保护自己的安全，同时也能让向你求助的朋友获得保护和专业帮助。

寻求专业支持

如果对方向你倾诉的事情引起了你强烈的反应，你要及时分辨这种强烈的反应是否与自己过去的创伤有关。如果你过去的创伤确实被诱发了，这不能怪你的朋友，因为他可能不知道你的事，所以他向你倾诉的事情只是一个诱因而已。对于你来说，如果创伤诱发后产生强烈的反应和痛苦，你最好尽快寻找专业的支持和帮助。

除了处理朋友的倾诉可能会引发同感创伤，有时候你的工作性质也可能会引发同感创伤。比如：工会的工作人员，有员工工伤、事故或家属死亡需要去处理；作为医生，在急诊室里经常看到车祸伤亡、疾病突发死亡；经常处理危急状态的防暴队员、警察、消防队员；等等。这些处于特殊遭遇中的人群，他们不可避免地会有同感创伤。也就是说，他们由于职业而接触这些情境后，可能需要职业相关的团体治疗，比如由专业人士带领，分享发生的事情。

确认自己是否有拯救者情结

马路上碰到了车祸，你不顾一切要上前救人；看见别人遇到歹徒，你见义勇为，出手搭救；平日里听说哪里有灾祸发生，你就第一时间赶到那里去救人。如果你经常做以上这些事，说明你可能有拯救者情结，你把自己当作一个救世主，你就像是超人、蜘蛛侠一样，你会很累，但停不下来。

如果出现这种情况，你要思考你的拯救者情结来自何方，为什么这么喜欢帮助别人？了解自己的目的是否是要帮助自己远离那些不寻常的事件可能带来的意外伤害。因为一个有拯救者情结的人很有可能因为经常接触极端的情境而产生严重的创伤。所以，平时要用常识来保护自己，远离危险，远离让自己可能产生创伤的情境。

22

重回那时候，你最想跟自己说什么

| 创伤的转归 |

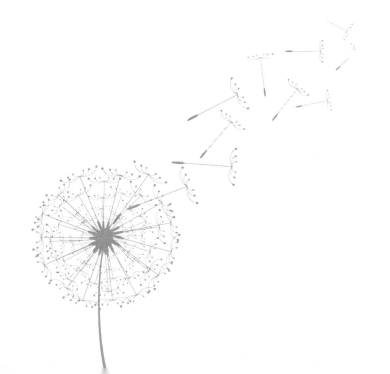

创伤的内在小孩的内心声音

创伤的内在小孩的声音是：没有人爱我；爱我的人随时会离开我；世界上所有的人都不可信；我是最糟糕的。如果重回那段创伤产生的时光，你会对自己说什么？实际上不需要说"如果"，因为很多有重大创伤的人会不断地、不由自主地回到创伤发生的时间点，他可能会一遍遍地对自己说："都是你的错。""你是不好的。""你要为此负全部责任。"

孩子的错误认知

在创伤点上，比如虐待孩子的父母经常边打边骂地对孩子说："当初我就不该把你生出来。""是你耽误了我的一生。""我真后悔要了你！"这些话深深地印刻在孩子身上。孩子会想，父母说的话是对的，我是不该生下来，我是该被他们打。

如果对创伤不加处理就回到创伤发生的时间点，当事人会在内心一遍遍重复这些对自己不友好的语言。事实上，这是错误的认知。但这种错误认知很难通过对他说"不是这样的"就改变。

他仍然会在心中一遍遍重复这个错误认知产生的声音，因为这个声音是被父母（加害者）内化到孩子内心的。

孩子对父母的道德防御

虽然父母不够好，但是他们的确是孩子的父母，孩子离不开，也逃不掉。孩子宁愿要坏的父母，也不要没有父母。于是孩子总是会把责任推到自己身上。在这种情况下长大的孩子总是在重复那种悲惨的经历，治疗起来也更困难。

针对创伤的治疗，其目标之一就是让当事人觉得自己是一个有价值的人，这一切都不是他的错。

健康的内在小孩的内心声音

健康的内在小孩的形成，需要在他早年被养育的过程中，满足其以下心理需求。

为他而存在，以他为中心

孩子内心感受到陪他的人都是为他而存在的，以他为中心的。

我有个学生，当时他的孩子才七八个月，他的妻子在喂奶时，看到孩子闭着眼睛很安静地睡觉，于是她就拿起手机开始看，这时孩子睁开眼睛把她的手机扒到了一边。过了一会儿孩子又在闭着眼睛吃奶，她喂奶时间一长，觉得无聊，就又拿起手机，然而孩子又一次睁开眼睛把她的手机扒到一边。

这时我的学生知道孩子的动作不是无意的，即便是很小的孩子，他也希望你是专为他而存在的，他不想你喂奶时还看手机。小孩把手机扒到一边的动作是典型的内在小孩的表达——陪伴我的人是专注地陪伴我的，是专门为我而存在的。

自己是被爱的

孩子希望自己是被爱的。你不仅是作为一个照顾者提供他吃喝，你还要充满热情地去爱他。

当养育者做到了以上两点，孩子内心就会逐渐形成这样的印象——我是有人陪的，我是有人爱的，爱我的人是不会离开我的。这正是与创伤的内在小孩相反的声音。

与创伤的内在小孩对话

如果回到过去的创伤情境中，与创伤的内在小孩进行对话，要把这些话说给他听：你是值得活下来的；你是一个特别有价值的人；这个世界始终有人爱你，我永远不会离开你。

这些话听起来可能会感觉比较矫情，好像这些话都是在热恋时，或者是父母特别爱孩子时才会说的。可是一个创伤的内在小孩很少听到这些话，所以请不要认为说这些话很矫情。你自己回想一下，你在恋爱时说这些话，对方不会觉得肉麻，反而会觉得很舒服。同样地，对于小孩来说，当他听到爸爸妈妈对他说这些话时，他也会觉得很自然，觉得"就是这样的啊"。

所以，对内在的创伤小孩说话不用感到尴尬。对于一个有过创伤的成年人，你可以说出这些创伤的内在小孩最想听到的话：我最爱你，我永远不会离开你；你在这个世界上是我最挂念的人；这一切都不是你的错；等等。这些话才是在安抚一个饱受创伤的人时需要说的话。

与身体的对话

有时你可能还是会觉得很尴尬，对内在的创伤小孩说不出这些话。那么，还有另外一种方式——对自己身体的一部分说话。

当一个过去有过创伤的人无法通过语言表达创伤时，他可能会将创伤表达在自己身体的某一个部位上，比如胃疼、子宫疼、头疼、皮肤瘙痒等。所以，如果你感觉与内在的创伤小孩无法对话，还可以把它转化为对身体的某一个部位说话。

> 　　我有一个学生，恋爱不太成功，年龄渐长，还没有结婚，但是月经量开始减少。医生对她说，月经量减少是可以调理的，调理到正常以后还可以生孩子。可是她说："不要！我以后不考虑生孩子，我也无所谓了。"
>
> 　　之后没过多久，她就出现了剧烈的腹痛，痛的程度几乎使她休克过去。可是到医院一检查，找不出原因，而疼痛也消失了。但自从这一次疼痛之后，她的月经就没有了。

从心理象征的角度可以看到，这件事似乎在表达"你不要我，我也不要你"。以前有句话"你不理财，财不理你"。同样地，你不要子宫（不要它的功能），子宫也不要你。所以你的身体或身体的某一部位，能够代表你的心结，可能是创伤的一个点定位在你的身体上。所以，你可以把身体有症状的那个部位当作一个主体或一个人进行对话。

如果你对你的子宫说："对不起，我这么多年没有很好地看见你，没有很好地照顾你，没有很好地认同你的价值，从现在开始我要善待你。"就像这样，你把它当作一个人，或者当作一个内在的小孩，都会起作用。

因此，如果你觉得直接跟内在的小孩说话怪怪的，那你就对你身体的某一部位说话，这也能够很好地帮助你实现成年的你和创伤的内在小孩对话。

23

当痛苦与希望并存，该如何把握逆境中的机遇

| 创伤后成长 |

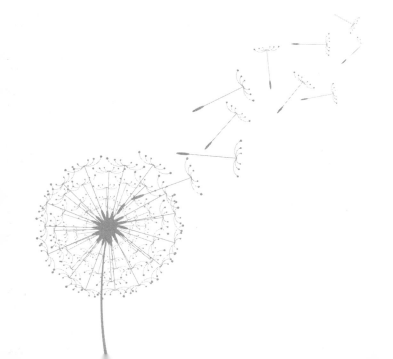

从依恋理论看待创伤后成长

　　创伤导致人的行为模式和认知模式处于一个固定的创伤模式中，可能使人感到自卑，觉得生命没有意义，人与人之间不值得信任。但是也可以看到，很多童年时受过创伤的人对生命非常珍惜，对生活和人际关系都充满希望和热忱。

　　这种差异是如何造成的？

　　依恋理论认为，早期的亲子关系能决定一个人的一生。换句话说，一个人的出生是无法选择的，如果你碰到不好的父母，你这辈子就会生活在他们的阴影之下。鉴于此，依恋理论也遭到了强烈的批评。因为按照这个理论，一个人只要遇到好父母，他这辈子就是好的，如果遇到坏的父母，他这辈子就是糟糕的。很多人依据创伤的发展结果对依恋理论提出批评。因为大部分有创伤的人并没有停留在创伤的被动环境中，而是自己寻求发展，并且根据创伤的一些机遇，发展出新的关系，以及对生活的新态度。这才是大部分人的结局。

　　一个人在寻找、发展新的人际关系的过程中，由于过去关系的影响，反而使他非常珍惜新的关系。假使新关系不同于父母以前对待他的关系模式，那么他的心理就会在新关系中得到长久的发展。

前文提到一个女孩曾经被父母粗暴地对待，与父母的关系也特别冷漠、疏远。但她在交男朋友，继而嫁到先生家以后，关系完全得到了改观。她觉得公公婆婆家才是她的家，公公婆婆对她就像对女儿一样，非常自然地关爱她，同时她的先生也对她特别接纳和包容。其实，这段姻缘有一个有趣的点：这个女孩一开始对人是不信任的，她高度近视，所以她想要看清楚别人时，总是睁大眼睛去看，同时她长得比较漂亮，所以读大学时，班上有一个男孩就注意到她，"哎，这个女孩怎么老是盯着人看，而且盯着我看。"所以当这个男孩追求女孩时，他心中有一个信念："这个女孩爱上我了。"男孩很爱女孩，后来他们结婚了。她的先生和先生的家里对她都特别好，所以她的创伤在新的家庭关系中得到了疗愈。谈起她的原生家庭，她的感觉仍然是老样子——她对自己的家里人没有什么感觉，她对过年过节回自己父母家也没有兴趣。但是，对于回婆婆家，她感觉很好。

这对于原生家庭的父母来说是特别悲哀的事情，因为他们到老年也希望得到女儿的照顾，有家的感觉。但是这时候要修复关系为时已晚，或者说基本上不可能，因为父母的态度几乎是不可能改变的。从这一点来说，依恋理论是成立的，父母这一辈子这样对待孩子可能就是依恋理论的一个结果。可是从另一方面而言，这个女孩自己找到新的关系又恰好推翻了依恋理论，说明她的境遇和关系是可以改变的。

她的同事说，这个女孩以前非常不懂人情世故，对人非常刻薄，经常独来独往。可是最近几年她慢慢愿意参加同事的活动，也能设身处地地为别人着想，她具备了较好的社交能力，这无疑是在新家庭中成长获得的。当然，不可否认，这个女孩也许有点儿好运气，但更重要的是我们看到她是可以改变的。

一个人在创伤发生以后能抓住对自己有利的关系，这也是一种能力。有很多遭受创伤的人并不是我们想象的那样，变得没有希望，一心想死，而是遭受的创伤越严重，他们越有强烈的变好的愿望。

内心有一种神奇力量在召唤

每一个遭受过创伤的人，内心都有某种神奇力量的召唤。创伤的特点之一是可以激发一个人内心神奇力量的复活。

我的一个学生，从小家里穷，父母对她也不好。但不管家人怎么打她、贬低她，怎么给她设置障碍，她只有一个信念：一定要读书。虽然她从小没有得到很好的养育，但她一直坚定地要读书，并一步步考上了大学，改变了自己的命运。

以色列心理学家纽曼写了一本书《灵魂密码》（*The Soul Code*）。书中提到：每个人的内心都有一个召唤（Calling），这个召唤的声音来自神秘的地方，可能是上帝，或者是你内心的某种神奇力量。书中提到，有一个七八岁的小女孩被安排在一个重要的社区活动中演奏小提琴，但出人意料的是她上台后突然决定要唱歌，而且她一唱就惊艳了在场的所有人，她的演出获得了巨大的成功，那一刻给她自己留下了深刻的印象。后来她当了电影演员，也很成功。可是就在她最成功的时候，她开始一步步沉沦，吸毒，人际关系也越来越糟糕。后来在她走到人生最低谷的时候，又是歌声帮助她，使她成为美国著名的歌手之一，她的人生又一次被唱歌改变。这件事情的重点是当时她为什么突然改变主意要唱歌，作者认为这就是召唤，是内心神奇力量或上帝的召唤。

谁没有生过病，谁没有遇到过困难？从这一层面上来说，创伤几乎每个人都有。但幸运的是，有时创伤就是上天给我们的礼物，只是这礼物以创伤的形式传递给我们，我们需要做的就是超越创伤对我们的影响，然后抓住机会，听从内心神奇力量的召唤，发展出真正属于自己的人生。中国有句话"浪子回头金不换"，其中也蕴含这个道理。

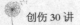

在好的亲密关系中疗愈

一个带着创伤的人随着年龄的增长，阅历和经验会帮助他重新认识自己和他人。在这个过程中发挥重要作用的可能是亲密关系。虽然有时亲密关系是过去关系的重复，但并非总是如此，这取决于他找到什么样的亲密关系。

一个人在这一辈子能否找到或遇到一个懂他、欣赏他的人非常重要，这个人不同于给他造成创伤的父母，而是可以在他人生的关键时期给予心灵的陪伴和生命的引导。

虽然这可能与运气有关，但是换个角度看，也许每个人都可能在某个地方与这样的人相遇。从这个意义上来说，给自己一点儿时间，允许自己呈现创伤的一面，通过创伤获得经验，找到那个神奇的召唤，遇到那个拯救自己的人，然后借由创伤疗愈的过程获得生命的升华。

24

怎样提升心理免疫力，不再轻易受伤

| 心理修复力 |

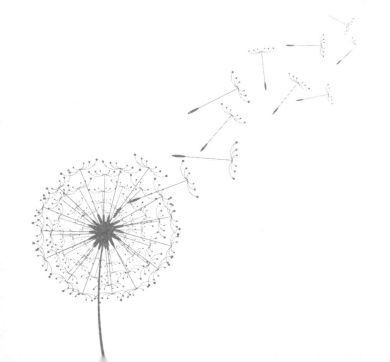

越是要对抗创伤，越是要接近创伤

每个人对创伤的耐受力是有个体差别的。有的人遭受创伤以后，所受的影响不是很大，但有的人就特别敏感，一点儿小小的挫折就导致他产生特别大的创伤反应。

对创伤的耐受力一部分是先天的，无法改变。重要的是我们后天如何发展出针对创伤更好的抗顿挫能力。有一种说法是：越是要对抗创伤，越是要接近创伤。

从某种意义上来说，加害别人的人，表现出来的是人性的阴暗面。比如，他嫉妒别人，迫害别人，用负面情绪攻击别人，有特别多的愤怒要表达，等等，这些都属于人性恶的一部分。因此，从某种意义上来说，创伤是恶的一个结果。但是这并不意味着受害者就没有恶。有时，一个不能表达恶的人，会吸引恶的人对他施恶。

对于正常人来说，可能通常都生活在生活的阳面，但是也有人生活在生活的阴面，也就是待在阴影之中。哪些人生活在阴影之中呢？心理治疗师是其中的一种，主要是因为他们经常听别人讲人性的恶，所以他们必须要做好准备，让自己有能力，至少是暂时能和恶待在一起。此外，监狱中的罪犯，他们不仅仅是待在阴影和恶之中，还很享受这种恶。

然而并不是每个人都有这么多机会接近恶，人们也不想让自己待在阴影之中。所以我建议：如果你希望自己对创伤具有抗顿挫能力，就让自己有意识地接近这种恶。一个只生活在阳面、好的一面，完全否认另一面存在的人，他有可能一碰到创伤就被打倒，甚至立刻变成了坏人，他可能觉得，"哦，原来世界上还有这么爽的事情，我可以迫害别人了"。所以他可能不仅仅是受害者，而且会变成加害者。

提高创伤耐受力的方法

靠近恶、理解恶是远离恶，提高创伤的抗顿挫能力，防止自己变成恶人的重要方法。那么如何接近和理解恶？以下方法有利于你接近恶和理解恶。

看电影、看文学作品

人们通常都会喜欢看喜剧，相比较而言，敢于去看一些特别有冲击力的，或恐怖的电影的人就会少很多。其实看带有人性之恶的电影必然会让人很不舒服，但是看后却会有很大的收获和启发。所以我建议大家有时候看一些小众电影，或者悲剧电影，对

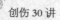

于理解人性的恶，对于提高创伤的耐受力是很有帮助的。

带有悲剧色彩的、特别著名的经典文学作品，也可以帮助我们理解人性的恶。阅读经典文学作品时，心灵会产生极大的震荡。这种心灵的极大震荡，不仅来自作品中弘扬人性的真善美，也来自描述人性恶的一面，这两者结合起来，会让你对人性有深刻的理解。

一些文学作品或一些小众电影可能会让你感觉不舒服，这种不舒服可能是你对自己人性恶的部分不愿意承认的反应，然而这对你战胜创伤是有帮助的。

接触思想深刻的人

物以类聚，人以群分。如果你接触的人是简单的人，比如大家在一起吃吃喝喝，谈谈今天发生了什么事，明天流行什么时尚单品等，这种朋友会让你很快乐。但是有一种人，你在接触时，会觉得有点儿跟不上他的节奏，因为他说的东西过于复杂，你听不懂。为了让自己不太受罪，你不愿意跟这种思想特别复杂的人在一起，你觉得太累了。

与复杂、有深度的人在一起，听他们讲他们的思想，或者跟他们深入地交流，在这种关系之中，你可能容易深深地陷入思考之中，也可能会感到有压力，因为你要跟得上他们的思想，能与他们对得上话，就需要不断地思考和努力。一个思想有深度的人，往往意味着他对人类、人性有深刻的理解，那么他可能对于复杂的情感也有深刻的理解。

创伤引起的大多是低级原始的情感，比如愤怒、恐惧、哀伤等。但有时候创伤也会使人产生复杂的情感，比如有些重大的创伤除了使人产生强烈的低级原始情感，还可能使人陷入更复杂的情感之中。但是这种情感是由低级原始情感分化出来的，也让人开始思考和审视复杂的情感，如嫉妒、愉悦、失望、无助、内疚等。这些情感，构成了人性丰富的一面。所以当你更多地在安全的环境中接触这些从低级到高级的情感时，各个层面的情感会促使你有更多的理解和认知。比如接触人性的阴暗面让你的经历更加丰富，对人性的理解更加全面；要远离创伤就要先接近创伤，其逻辑是你要接近一些具有深邃思想的人，通过与这些人交流和分享，帮助你理解人性、理解创伤，并非你自己要遭受创伤。

发展积极的想象能力

一个人遭受创伤时往往有一些特别恐惧的想法，这种想法会让他更加害怕。所以，创伤疗愈的结果往往是让遭受创伤的人产生积极想象的能力，比如想象自己能成为什么样的人，被什么样的人帮助。这与想象自己待在一个魔鬼的世界中，经常受迫害是完全不同的方向，也起着完全不同的作用。向消极的方向想象会让人更加痛苦、沮丧和绝望，但往积极发展的方向想象会让人更加乐观、积极、愉悦。所以发挥积极想象的作用能很好地帮助我们应对创伤。

如何发展自己积极的想象能力？可以多阅读或观看能够引导人向积极方向想象和发展的文学作品或影视作品。比如小时候，

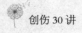

父母每天晚上给孩子读童话故事，有利于孩子在今后碰到困难时，有能力以更加积极乐观的态度应对。所以如果坚持给孩子读童话故事，而且形成一种固定的仪式，每天晚上都读，那么对于这个孩子来说，他今后遭遇创伤时，就有一个应对的利器在手。要知道，这种内在想象力的力量是无穷的。

25

如何把创伤变成自己的财富

| 创伤的意义 |

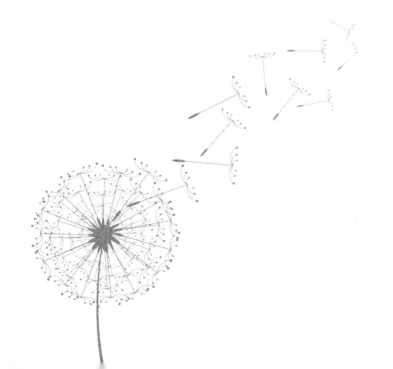

丰富的想象力

　　遭受过创伤的人常常待在创伤情境的想象之中，从而容易陷入惊恐，引发创伤的再次发作。但当一个有创伤的人发展出积极丰富的想象能力时，他能够发展出与创伤情节不同的故事情节。这些想象使他自己待在一个幻想的世界中，并且能让他成长、发展。因此，造成创伤之后，不同的人会有不同的发展轨迹。有些人遭受创伤以后变成了艺术家，因为艺术家需要丰富的想象才能创作出独特的、能触动人心的作品。

　　当然，这些人要承受创伤带来的痛苦。可是，当这些作品被创作出来之后，它又变成了财富。需要注意的是，有时想象力也会导致很大的问题，因为一直沉浸在想象中，人会脱离现实，减少或失去与现实接触的动力。这是想象力对于创伤后一个人发展的两面性。

梦的治愈功能

很多人在遭受创伤以后会反复做相同的梦。而梦是一种处理生活中难题的方式。如果你白天遇到应对不了的问题，到了晚上，这些麻烦可能就会入梦，做梦的过程能给你提供不同的处理方式，可以说梦的世界是另外一个世界。从这个意义上看，创伤能丰富梦的内容。如果有能力把梦记录下来，我们就会发现潜意识的运作模式，以及对创伤的态度，甚至可以提供对创伤的处理方式。

一个女孩失恋后并没有完全忘记男友及他们之间的感情，因为那是她第一段恋爱。在很多年后她做了一个梦，梦见她在一艘巨大的游轮上，有一个类似于前男友的人，在游轮旋梯下等着她。她走过去，那个人一直没有回头，在这个过程中，女孩突然想起来，他很像一部电影里的男主角。在这部电影中，男主角为了救女主角牺牲了自己的生命。女孩很纳闷，为什么他不转过头来呢？于是，她就走过去，当她接近这个男人时，他们两个人突然到了一艘小型的划艇上，四周是一望无际的海洋，仿佛世界上只剩他们两个人。梦中的情境被太阳照拂着，非常美。

有意思的是，做这个梦时，这个女孩的第二段恋爱关系就要破裂了。这个梦说明：一方面她的第一段关系分手以后没有在心

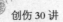

里完成告别；另一方面，第一段关系中她有非常好的恋爱记忆。于是，她在第二段关系破裂时做了这个梦。

这个女孩的梦境，是一种创伤处理方式。当她碰到类似的创伤时，上一个创伤中的主角出现了，这个主角的出现并不是为了让她伤心，而是为了拯救她。虽然在第一段关系中，分手是一个创伤，但是现在第一段关系对她来说是一种资源。所以，她用第一段关系来挽救第二段关系。换句话说，梦中的这位男性，实际上是她的拯救者，这是梦对她的安抚。在这个梦的世界里，她遇到了拯救女主角的男性，于是她得到了拯救。

在人际关系中获得先机

一个人在创伤中会特别敏感，对人的表情、举止、言语和思想往往产生负面的揣测。他可能比一般人的直觉要敏感、敏锐得多。这种直觉的敏感和敏锐，一方面可能会阻碍他的人际关系，但另一方面也可能会帮助他在人际关系中抢先一步感觉到某种危险，或者抢先一步与别人共情。也可以说他对人际关系的感知既是比较敏感的，也是非常准确的。他能很早、很快地知道别人在想什么，这种敏感和敏锐能帮助他发展人际关系。所以，创伤并不总是阻碍一个人的人际关系，也能使其比一般人更有经验、更准确地在人际关系中获得先机。这是创伤带给我们的资源，也是创伤带来的财富。

发展出正向的人际关系

　　创伤会使人失去对他人的信任，失去对生活的希望。可是，既然失去了对他人的信任，失去了希望，为什么有的人能好好地活下来呢？因为有相当一部分经历了创伤的人，虽然可能早年生活非常悲惨、反复遭到抛弃等，但是这些悲惨的经历使他内心燃起了希望，他坚信这个世界是美好的，他坚信他的生活会好起来。他可能也更加坚信：人与人之间的关系不是这样的，所以他非常珍惜人际的关系，非常珍惜友谊。

　　因此，在人际关系中：他对人特别真诚，他发展出来的关系也就会特别真实；他过去有过创伤，所以他在关系中就显得既敏感又细腻，而且他还有足够的利他主义，他喜欢事事抢着做，他习惯为别人着想；他非常珍惜自己的人际关系，因而他发展出来的人际关系往往都是非常好的、持续终身的。所以，创伤也并不总是导致人际关系不好，也可能会发展出非常稳定和令人信任的人际关系。这也是创伤带来的财富。

成为助人者

经历过创伤的人可能会成为创伤的治疗师。不少心理治疗师曾经都是遭受创伤的病人，他们可能经过了六七年，甚至更长程的治疗。后来他们不仅战胜了创伤，还通过自己的成长和领悟，使自己有丰富的战胜创伤的经验和知识，于是又进行了七八年的训练，最后终于成就自己，变成创伤治疗师。在做治疗师的过程中，他们对于和自己有着类似经历的创伤者的疗愈，自然有更丰富的经验，有着更好的共情能力。这些经历能使他们更好地帮助别人。

26

怎么避免孩子重复自己经历过的痛苦

| 儿童创伤 |

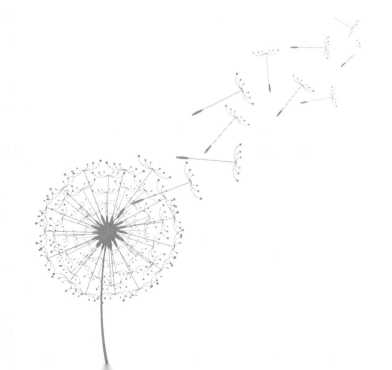

接受专业心理治疗

　　由于以前受过创伤，有的人很有可能会有意无意地把自己曾经受过的创伤，以类似的或相同的方式放到自己孩子身上，使得孩子再一次重复自己曾经受过的创伤。

　　有的人发誓自己以前受过创伤，绝不会让这个创伤重现在自己的孩子身上。比如一个被抛弃、经常被贬低、被打的孩子长大以后，很有可能绝不打他的孩子，也不离开他的孩子。这当然非常好，但前提是自己能做到，因为有的人并不是说不想对孩子好，而是做不到。所以可以看到，特别矛盾的情况经常发生在一些有创伤经历的父母身上，刚刚打孩子打得特别厉害，一转眼又把孩子抱住，然后一个劲儿地向孩子赔礼道歉："对不起，妈妈也不知道怎么会这样。"这种情况在现实生活中并不少见。原因在于为人父母的你陷入创伤的情境中，根本无法控制自己，会在无意识中以曾经受到过的创伤的方式对待孩子。从而使孩子特别迷惑："我的妈妈究竟是一个好妈妈，还是一个坏妈妈？"

　　那么，如何避免这种情况？你要有勇气走出这一步——寻找专业心理治疗。在创伤治疗方面，专业的治疗师的确能帮助我们认识和理解自己。创伤的一个重要影响是，总是觉得自己不够好，是自己做错了。越是归咎于自己，越是无法走出创伤，从而陷入这种恶性循环之中。在面对孩子时，你摇身一变，像过去自己的父母那样指责孩子，好像曾经那个被欺负、被贬低的孩子，就是眼前这个孩子。因此接受专业的心理治疗，摆脱创伤的影响，从而避免将创伤传递给下一代非常有必要。

避免暴露在创伤的情境之中

由于有创伤的人特别敏感，所以要避免让自己、孩子和自己的家庭暴露在比较敏感的情境之中。

比如一个过去经常被酗酒的父亲暴打的人，发誓自己不会沾酒，也不会找一个喝酒和酗酒的丈夫。但突然有一天她发现自己特别能喝酒，还有很多人对她说："哎，你喝酒以后和你平时的表现不太一样。"她也会感到很迷惑："到底我是能喝还是不能喝呢？""到底我能不能找一个喝酒的丈夫呢？""到底我应不应该加入需要喝酒的大众场合呢？"也许她会在这样的迷惑中，酒越喝越多，还经常失控。

对于她来说，当然是要避免这种喝酒的场合。如果早年的创伤情境与喝酒、酗酒有关，而且还包含被暴打的情境，那么她就不适合接触经常喝酒的人，以及从事与酒类相关的工作。假如她在酒厂工作（如酒销售员），或者找了一个跟酒有关系的男朋友，就可能会引起严重的创伤发作。

　　有一部电影叫《少女四重奏》，讲的是一个遭受严重创伤的女性——她早年在战争中被绑架作为性奴。有一天，她和她丈夫去听音乐会，当听到贝多芬的《少女四重奏》时，她突然创伤发作，必须马上离开。她的丈夫感到莫名其妙。其实在她被虐待期间，有一个医生对她特别好，每天她被虐待完了，这个医生就给她擦洗伤口，同时播放着《少女四重奏》。所以，在那种绝望的情况下，她对这个医生产生了百分之百的信任。但是在战争快结束，她要被释放时，这个医生突然变脸，对她说："我每天都看到那些人对你性虐待，我也受不了。"接着医生就把她强暴了。这个创伤是一个伤口上撒盐的经历，《少女四重奏》这首曲子就变成了一个扳机点。

创伤是有扳机点的，要避免自己出现在与曾经的创伤环境类似的情境中。虽然这一点有时候难以做到，比如你的创伤来自亲人在医院去世，可是你不可能不去医院。但你自己要知道，即便无法避免，也可以做一些预案。

避免家庭内隐蔽的性创伤

有很多创伤与家庭内部的性创伤有关。这里说的性创伤指的是被动的、隐蔽的性创伤。比如，父母做爱被孩子看见，或是看成人录像被孩子看见；父母穿着比较暴露，孩子在青春期以后还和父母睡在一个房间；洗澡、上厕所不关门；等等。这些行为无形之中就给孩子造成了隐蔽的性创伤。

因此，作为父母，要注意自己的行为规范，有些行为成人看起来是正常的，对于孩子来说可能会产生不当刺激，造成隐蔽的性创伤。

避免精神上的创伤

父母对孩子说的或让孩子听到的每一句话都应该是对孩子的祝福，是正向的。可是有的父母一开口就是：你是捡来的；我不要你了；当初就应该把你掐死。诸如此类的话，实际上是精神虐待。父母特别生气时最好闭嘴，以避免说出这样的话。这类话语会被孩子放大和歪曲，然后作用在孩子不成熟的心灵上，形成精神创伤。

父母很难做到每时每刻都注意自己的言行，因为成人往往已经习惯了自己的言行方式，常常无意识地表现出来，并不能时时都注意到有孩子在的情境是否合适。但是如果要想减少在不知情的情况下对孩子造成精神创伤的风险，父母就需要努力改变自己的不良习惯，留给孩子更多的应该是祝福、鼓励和不带评判的描述。如果父母自身有较好的成长和训练，并在家庭中营造了良好的环境，那么孩子就相当于一粒在特别肥沃的土壤中成长的种子。

利用创伤带来的资源

不是所有的创伤都会带来坏的影响。

一个女人第一个儿子意外淹死了，后来她又生了一个儿子。她非常小心，怕孩子出意外，尤其是孩子要玩水时，她就要做足保护措施，确保不会出现意外。

这虽然有点儿过度敏感，但总的来说对孩子的成长是一种有更多保护的状态。

对于一些创伤来说，可能还有某种成长的意义。换句话说，你童年时候经历的创伤，不等于你的孩子也要经历这个创伤，所以你可以做的就是帮助自己走出创伤，同时避免自己的孩子再经历类似的创伤。

当然，有时候也有一些看似矛盾的办法，一方面要避免接触

可能激发创伤的情境，另一方面你要接近创伤的情境，发展出对
创伤的免疫力。比如，一个曾经被爸爸虐待的女性，看到自己的
儿子和丈夫玩拳击对打时就特别不舒服。但是，她自己能意识到
这是他们关系好的一种表现，并不是曾经意义上的虐待。所以，
在这种情境中，她慢慢地就不再会被激发出曾经创伤的痛苦感受，
而是形成了新的认知，提高了对创伤情境的耐受能力。

27

女性为什么更容易受伤

| 女性创伤 |

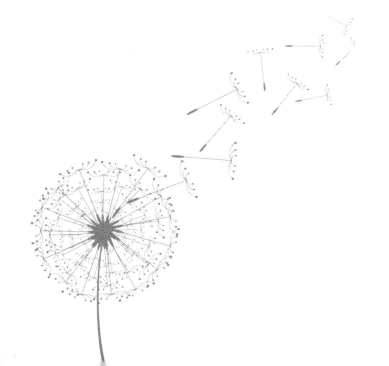

常见的女性创伤

有研究证明，女性抑郁症的发病率比男性高。

重男轻女

重男轻女观念的形成与农耕社会有很大的关系。在农耕社会中，如果家里男性比较少，干农活的劳力就比较少，并且还与获得土地资源的多少有关，因此对壮劳力——男性，是一个刚性需求。

虽然那样的时代已经过去，但是这种观念并未完全消失。在这种情况下，对女性造成的伤害可以说是一个文化背景下的伤害。所以有很多女性在讲述她们的创伤时，都说到自出生以来在家庭中受到重男轻女的创伤。比如，女孩一出生就竞争不过家里的哥哥。有的母亲生了女孩而不被婆家待见，也因此把气撒在女儿身上，甚至更极端的是，自己的外婆当年就是因为生了自己的母亲而自杀。因此母亲对于自己作为女性的身份感到特别羞耻，所以她当然也不能很好地认同自己的女性身份，不能作为母亲去善待自己的孩子。

所以，重男轻女的社会观念造成的创伤不仅仅是一个人的生活史，而是整个家族的创伤史，并且这种创伤可能会发生代际传承。

生育创伤

女性的创伤还跟自己的特殊身份有关系。比如，子宫是女性的一个特殊器官，但因为重男轻女的观念，一个女人生下的是男孩还是女孩会得到截然不同的待遇，这种待遇最终也会无意识中归因并伤害到子宫或其他与生产相关的身体器官上。

> 我的一个学员告诉我，她自己是剖宫产，当时婆婆端了鸡汤过来，看到生了个女儿就把鸡汤倒掉走了。她的伤口很疼，但没有人照顾她。隔壁床的产妇有自己的妈妈陪着，而她自己的妈妈借口生病不来照顾她。

在这种情况下，生育过程给女性带来的不仅仅是心理创伤，还有很多躯体创伤。从此之后，她月经不调，患了慢性腹痛。

痛经等其他躯体创伤

> 有一位女士常年剧烈地痛经，痛到她竟然在 36 岁时做了手术切除子宫。经了解，她的妈妈来自一个大资

本家家庭，当时家庭发生重大变故，父母和家人或自杀，或被枪毙。她的妈妈为了生存不得不和一个自己不爱的男人结婚并生了很多孩子，所以这位妈妈从来不喜欢自己的孩子，也包括这个后来切除子宫的女孩。从小，她的母亲就对她没有好脸色。

在这样的家庭环境之下，她对自己的女性特质，即对子宫这个作为母亲的代表的器官特别反感。所以她出现剧烈的痛经后，在36岁时直接做了手术切除子宫。这也是一个创伤的结果。

乳房不仅是女性的象征，也是作为母亲的象征存在的，是用来给孩子哺乳的。如果你小时候没有被母亲很好地照顾过，那么可能你自己也不能成为一个好母亲。

一个28岁的母亲，刚生完孩子三四个月，家里人就要她断奶，并且断奶的过程中坚决不让她碰孩子，她也没有去碰孩子。然而她在孩子身边转来转去很难受。一方面她听到孩子哭，很想抱抱孩子；另一方面家人都对她说她一碰孩子，就会忍不住喂奶。因此，她看着孩子哭闹就是不抱孩子。不久以后，她的乳房就出现了剧烈的疼痛，到医院检查也查不出任何问题，然而她的乳房还是疼得不得了。有一天疼得忍无可忍，她就去抱孩子，结果在抱孩子的瞬间，她的乳房疼痛奇迹般地消失了。由于乳房疼得特别厉害，消失得也特别迅速，她很困惑地问她的妈妈原因。她的妈妈就说："在你 4 个月时，我为了给你断奶特地申请出差两个星期。在这两个星期里，你在家里哭得一塌糊涂，还用手抓自己，把自己抓得伤痕累累。我不知道是不是跟这件事有关系。"

听到妈妈这么说，她当时就抑制不住地号啕大哭。她没想到自己 28 年前的记忆会重新因为自己的孩子而在自己身上重现。所以，关照女性的创伤，不仅要解决重男轻女的观念问题，也要善待象征着女性的身体部位。

在象征层面恢复母爱

很多人认为母亲的乳房是一个提供营养的器官，可是对于婴儿来说，母亲的乳房可能是母亲的象征。比如安慰奶嘴并没有什么味道和营养，也不能吃掉，可是孩子只是含着它就不哭了。可见，母亲的意象对孩子来说是多么重要。对于遭受创伤的女性来说，在象征层面恢复母爱具有重要的意义。

提供现实照顾的母亲

如果女性出生时没有得到母亲的关爱，等到她自己生孩子时，就可以请自己的母亲来照顾，帮助她象征性地获得早年没有获得

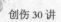

的关爱。通过月子期间得到母亲的照顾疗愈早年没有得到母爱的创伤。所以，回娘家去坐月子是一个非常好的疗愈创伤的办法。

> 女儿坐月子时腰酸疼，每天晚上坐起来抱孩子时坐
> 不住。她的妈妈之前对她很冷漠，但是现在在她每天晚
> 上起来时，用自己的腰顶着她的腰。

每当此时，女儿的心里就感觉特别舒服，她觉得"我当了妈妈，我的妈妈在后面支撑着我，我能感觉到她的体温，我能感觉到妈妈的爱"。这是真实的母亲的存在。于是她以前因妈妈的冷漠造成的创伤瞬间就得到了疗愈。

提供精神照顾的母亲

每一个女性受到的伤害都可能与她的身份没有被认同、没有被很好地照顾有关。比如在中国人坐月子必喝"鸡汤"的传统中，鸡汤是作为女性坐月子时是否被关爱的重要象征。有人说"我整个月子期间连一口鸡汤都没有喝过"，这就意味着她心里觉得没有得到照顾和关爱。因此，当女性处于特殊时期时，不仅要给予她足够的关心、陪伴，还要对她有一些具体的物质照顾。比如像"鸡汤"这样具有营养和象征双重意义的食物就很重要。

女性产后特别容易患抑郁症，除生理上的激素水平波动大外，还有一个很重要的原因是女性在照顾孩子的过程中，可能会勾起以前没有被照顾好的记忆。所以，坐月子期间有人陪伴，并能把

她也当作婴儿一样照顾是很有意义的，这是在精神上把她当作一个婴儿来孵化。她在现实中是一个母亲，需要照顾婴儿，可是在精神上我们可以先把她包裹起来，疗愈她内在的创伤婴儿。我们要重视这种母亲的象征。

大自然母亲

山川、河流、月亮、草原、海洋，这些东西都与母亲意象有关。如果有条件，可以经常让孩子、让自己沉浸在大自然母亲的怀抱之中。有的人虽然不喜欢游泳，也没见过海，可是非常喜欢海，这也许就是原始母亲的影响。作为母亲的象征，大自然能很好地疗愈女性身上的一些创伤。

28

都说男儿有泪不轻弹，憋出内伤怎么办

| 男性创伤 |

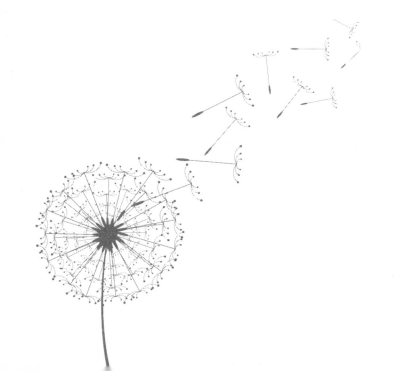

男性创伤的表现

平均寿命比女性低

在综合医院的心身门诊里，来就诊的女性数量通常多于男性，因为女性生病以后症状会完全表现出来，比如抑郁症、焦虑症、强迫症、疑病症等。有统计显示，仅抑郁症女性病人就比男性要多一倍。那么看起来好像女性是这类疾病的多发人群。

但换一个角度看，男性的平均寿命比女性低 3~5 岁，多数情况下妻子活得比丈夫长。丈夫死了以后，大部分妻子都能从失去丈夫的悲伤中走出来，因为她可以和自己的孩子、孙子生活在一起，她以一个照顾家人的母亲的角色存在，在照顾家人的过程中又可以建立很多连接，得到很多情感支持。对于男性来说，在老伴儿去世以后，很多人不是赶快去找个新老伴，就是自己过几年之后郁郁寡欢地离开这个世界。

究其原因，男性可能在情感的表达上不如女性那么直接和敏感。因此，表面上看女性抑郁症、焦虑症、强迫症、疑病症等的发病率虽然比男性高，这也许是女性为了适应社会而形成的某种

防御机制。对于女性来说，生病可能带来某种好处：生病就需要
去看病，那么就不用再面对痛苦的情境，继而家人就要放下矛盾
先来照顾她，所以甚至有些女性在没病时也会"装病"。当然这
里说的"装病"不一定是有意识的。例如：婆媳关系不好，我头
疼；工作压力大，我头疼；跟老公关系不好，我头疼。可以看到，
女性用疾病作为防御工具来武装自己、保护自己——既然我头疼，
我都已经去医院看病了，你还能说什么。

罹患器质性病症

在临床实践中发现，如果男性是迫不得已来看病的，那么重
病的可能性很高。你会发现，男性的心身疾病与女性不一样，女
性患的多是精神方面的疾病，男性可能更多的是器官方面的。

心理学上认为，男性有很多苦、很多压力都转向了自己的内
心。因为这个社会有一种文化——男儿有泪不轻弹，打碎了的牙
齿要往肚里咽。这种文化现象使得男性不能装尿，不能做窝囊废，
不能被别人视为弱者，然而强者背后有很多心酸。张爱玲曾经在
《半生缘》中写道："中年以后的男人，时常会觉得孤独，因为他
一睁开眼睛，周围都是要依靠他的人，却没有他可以依靠的人。"

很多男性的中年危机确实非常严重。我的同学，一
个著名中学的物理老师，几年前去世了。一次他发现自
己有便血，便去检查，结果发现是结肠癌晚期，并全身
转移。他对自己做了一个特别深刻的检讨：你看我这个

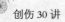

人，不抽烟、不喝酒、不好色，没有不良嗜好。你们大家就不要向我学习，我这一辈子没有害过人，没有坏心眼，没有坏习惯。可是，我一得病就这么重。不是因为我没有做什么坏事，而是因为我做了太多的好事，我太想当好人了。这是他刻骨铭心的感言。

避免伤害的方法

接近自己人性的阴影

当然，社会对道德标准比较高的人更具禁锢作用，比如你应该是好父亲、好男人，你应该挣钱养家、有车有房、事业有成，等等。房、车和道德标准，成为社会对男性的一般标准、刚性需求。现代社会对男性提出了更高的要求，施加了更大的压力，这种压力可能都已经达到男性无法承受的程度。那么男性怎么做才能释放这种压力？最重要的一点是：要让自己接近自己人性的阴影。也就是说，应该稍微"坏"一点儿。这里的"坏"不是指抽烟、喝酒，而是指你是否允许自己在生活中有些小缺点、小破绽。

拥有父亲母性的关怀

某种意义上，男性内心的竞争对象是自己的父亲。儒家传统是"君君，臣臣，父父，子子"。权威关系在我们的文化中是第一位的，是不能逾越的。有很多家庭的父亲，过于刻板严肃。因为他要把自己摆在父亲的位置上，因而很严厉，不够温和。所以荣格学派认为：如果父亲能和儿子分享母性的那一部分（他们称之为阿尼玛，即男人身上的女性特质），对儿子的成长，比只分享男性特质更加重要。因此，父亲要对儿子宽容一点儿，这是对男性成长起决定作用的一个重要因素。

> 我小时候，每年暑假都有横渡长江的活动。我在小学四年级到五年级时，连续横渡长江4次。从长江南游到长江北，需要很大的体力。20世纪70年代，肉、粮和油都是统一供应的，而且每家限量供应。我记得当时我早晨5点出发，父亲3点起来给我做了一碗肉，这一碗肉基本上是一个家庭半个月的肉量。我吃完肉，带着这一碗肉的能量，出发去参加横渡长江的活动。

直到现在我对这件事仍然记忆犹新，因为这碗肉不是我妈起来给我做的，而是我爸起来给我做的，所以这碗肉就相当于我爸给我呈现出来的母性的特质，它会让我更加具有男性特质。因为我带着这个特质，我带着这碗肉的能量横渡长江，做了一件很男人的事情。

所以我认为，中国的父亲如果更多地呈现出陪伴孩子，跟孩子玩耍，在家里做饭菜给孩子吃，然后对孩子比较温柔、包容和接纳，比做一个特别严厉的、刻板的、打孩子的父亲，反而更能使孩子快速成长为一个男子汉。在这样的环境中成长的男人，自然也就少了很多创伤。

认识到这一点特别有现实意义。因为当一个男人不知道怎么做父亲时，他往往会成为一个刻板严肃，甚至有暴力倾向的父亲；当他管不住孩子时，他只知道用权威来压制孩子，因此他往往会用暴力对待孩子，这种暴力包括物理上的暴力，也包括精神上的暴力。

有的人觉得如果男人变得比较包容就是女人气；如果自己不打孩子，孩子就不成器。但事实上，就像中国著名的精神分析师曾奇峰先生说的，"棍棒底下是出不了孝子的，棍棒底下只能出孽子"。

对于男人的成长，父爱很重要。父爱不仅仅是父亲呈现他的男性角色，同时至关重要的是，还要呈现父亲性格中母性的部分。

29

退休、生病……如何让老人的晚年生活更幸福

| 老年创伤 |

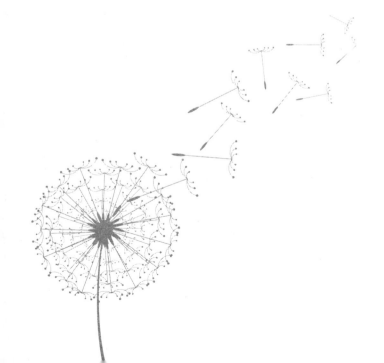

老年创伤的表现

人到老年，一个最大的问题是不可避免的分离、丧失、疾病、死亡，所以创伤几乎是不可避免的。

以同学会为例，五六十岁时你也许乐于去参加同学聚会，但到了 70 岁，你可能就不想去参加同学聚会了。因为每次去，都听到有同学去世或生病即将去世的消息。除此之外，可能你自己的身体也不好，想去却有心无力；家里人担心你的安全，害怕你情绪激动中风，吃鱼被鱼刺卡住等。所以，70 岁以后，老年人会尽量寻求安静和平稳。

在中国，对老年人来说，天伦之乐，即有亲人陪在身边的状态非常重要。有的老年人可能经济条件很好，可以住条件好的养老院，但是如果没有人陪伴，对他来说也是极其可怕的。条件好的家庭，在亲人重病时可能会把亲人送到神经外科重症监护病房。在那里病人有可能神志是清醒的，但如果做了气管插管或由于疾病本身不能说话，导致给他打针、做治疗，他都无法表达自己的意愿，他每天听到的都是机器声和周围的吸痰声，没有一个亲人在自己身边。这种晚景是非常凄凉甚至凄惨的。

应对老年创伤的方法

丰富晚年生活，回顾总结人生

对于老年生活，老年人一方面要保护好自己的身体，另一方面要学会处理好分离丧失，认真地对待自己的疾病。

如果你能接受自己逐渐老去，那么你对疾病的态度可能更多的是接纳，而不是敌对。当一个人真正意识和接纳自己已经老了的事实，就能更好地规划自己的生活，做一些适合自己的事。

有的老年人可以说是老当益壮、老来俏，参加老年合唱团、老年模特队，这当然不错。但对更多的老年人来说，身体上的衰老会让一些运动量大的活动受到限制，所以他们中很多人会选择参加一些不赶时间，运动量也不大的旅行，还可以多走走多看看。事实上，国外很多人的旅行是从五六十岁退休以后开始的。所以你会看到国外的旅行团中有很多都是老年人。

此外，对于老年人而言，有很多人和事，以及人生经验可供自己回顾。一个德国的老人去世之前坚持每天写作，把自己从东欧移民德国的事情写下来。对于老年人来说，做这件事很有意义，不仅能对自己这一辈子进行总结，而且对他的家人而言，这些过往也是值得珍藏的。

做好尊严死的准备

对于死亡，老年人应该做好尊严死的准备。所谓尊严死，就是当你在神志清楚时，知道自己即将走向生命的终点，对自己有一个明确的指令：我需要怎样死去。比如，你希望你的医疗抢救和医疗救治到什么程度，比如要不要做气管插管，要不要做造瘘手术，要不要做静脉改道，要不要上鼻饲管，等等。如果没有提前做相应的交代，很多老年人即将死亡时根本没有自控能力和沟通能力，只能被动地接受治疗。虽然是救了一命，但上鼻饲管、气管切开等对于患者来说非常难受。所以你在这之前需要写好一份遗嘱：接受什么样的医疗处置，不接受什么样的医疗处置；你最希望能看到谁，假如你最喜欢的孩子不在身边，你要不要让他回来，陪在你身边；你希望死在医院里还是家里；等等。

> 我的一个学生，他的奶奶90多岁，感觉自己将不久于人世，坚决要求从城市里搬到她以前在农村住的房子里。她回到村子里，人们来看她，跟她握手、聊天。那座房子位于村头，人们在村头聚集、谈话、聊天，奶奶在房子里都能听到。回去3天后的一个下午，奶奶在自己家的炕头安然离去。奶奶回到村子里，还有一个愿望——土葬，并且葬在她多年前去世的丈夫墓旁。

可以说，这位老奶奶对于自己需要怎样死去有一个明确的指令：死在自己家里，死在亲人旁边，与自己的丈夫合葬。入土为安，是老年人避免创伤的一个好办法。

30

我该如何是好？办法总比问题多

| 你问我答 |

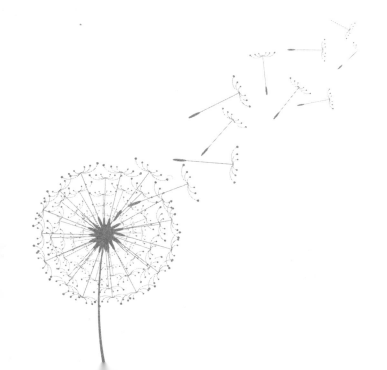

因为我的家庭，我才会这样吗

1

Q：小时候，妈妈总说我是要来的，现在回想起来，还是有点儿恨母亲。我和母亲的关系也不太亲密。这是不是创伤？如果有创伤，会有哪些表现？

A：如果你现在都还记得"我是被要来的"，就可以说是有创伤，只不过是创伤大小的问题。所以，我建议父母不要轻易开孩子无法理解的玩笑。比如"你要是再哭，再不睡觉的话，我就把你拿去喂狼"，"你是从垃圾堆里面捡来的"，"你要是再哭的话我就不要你了"，孩子理解负面言语表述时，特别是父母对自己不好的言语、眼神及打骂行为，不仅会当真，还会夸大、扭曲。

产生创伤后的孩子在成长过程中的表现有：

第一，人际关系中缺乏信任感。总觉得自己是被捡来的，早晚会被抛弃掉。所以所有人都不值得信任，从而无法发展出较好的亲密关系。

第二，在人前总感觉自卑、低人一等。倾向于回避人际关系，这就是一个比较严重的创伤结果。

2

Q：有兄弟姐妹的家庭，被送走的老大怎么办？

A：有两种情况：

第一种是，被送走的老大遇到善待他（她）的家庭，能够重新建立自己心理父母的形象。所以，有的孩子虽然是被爷爷奶奶带大的，但爷爷奶奶对他很好，在心理层面上完全符合好父母的角色要求，那么，他可能会觉得也无所谓，他活得很好。但有时候，创伤是出现在他回到亲生父母家的时候，因为这种时候他反而变成了外人，对他来说这是一种创伤体验。

第二种是，虽然他不在父母身边长大，但是他内心有一个理想化父母，他总是渴望回到父母身边。当他真回去后父母也不待见他，但他拼命地为自己的父母做事情，他有一个信念，父母之所以把他送走是他不够好，所以他要做得更好。然而他无论如何终其一生为家族献礼，父母对他的感情都已经无法改变，因为父母早已经把爱更多地给了其他孩子。

3

Q：我从小觉得自己不如别人，很自卑，即使现在别人再怎么说我优秀，我都有不配得感，而且没有自我，利他主义很明显，老是想让别人觉得我很好，很认可我，却不懂得爱自己，怎么改变自己？

A：改变自己可以在关系中实现，因为你现在对自己的感觉是因为过去的关系造成的。如果早年父母和自己形成的情感依恋关系中有比较矛盾和被贬低的部分，比如父母老是贬低自己，觉得自己不够好，或者自己不是他们想要的那种孩子，那么孩子长大后无论多优秀，都会觉得自己不配获得赞赏。

也有人并不赞同依恋理论。难道早年父母对孩子的影响会持续终生吗？在现实中，我们会发现有很多孩子并不像自己的父母，父母非常阴郁、孤僻，但孩子非常阳光、热情，对人非常信任。因为孩子成长过程中人格的塑造除了家庭，他的社会关系，学校老师、同学的影响也会改变和重塑他的人格。因此，如果你有足够的资源去抓住周围的朋友、同学、亲密关系，那么通过他们来滋养自己，你就可以改变自己。

4

Q：妈妈曾经偷情，对孩子们冷淡，现在妈妈老了，我和姐姐越来越不想和妈妈亲近，怎么办？

A：父母与子女之间有三种关系：

第一种关系叫照顾关系。比如我们小的时候要活下来，吃喝拉撒睡都需要父母照顾。

第二种是依恋关系。父母很爱孩子，陪吃、陪睡、陪玩，感情非常好。

第三种关系是灵魂伴侣关系。彼此能够心灵相通。

一般来说，孩子跟父母的关系是前两种。第一种照顾关系通常是有的，第二种依恋关系，有时候孩子和父母之间不一定能够很好地建立，或者说不能建立起安全良好的依恋关系，比如留守儿童。

第三种关系往往可遇不可求，很多孩子想跟父母聊天，可是没话说，只能聊一些家常。所以，通常孩子和父母的关系都是照顾关系、依恋关系。那种灵魂伴侣的关系往往不存在于自己与家人之间。

看这位提问者的情况，妈妈与你的照顾关系是肯定存在的。与妈妈的情感很冷淡，就说明在依恋关系上至少是回避型，灵魂伴侣的关系就更谈不上了。所以，你妈妈老了以后，你只要做到照顾关系就够了。也就是照顾老去的母亲的生理需求，不要让她摔跤，需要的时候陪伴一下。

说到依恋关系，我有个同学，她的爸爸妈妈从小把她打大，她长大以后事业有成。可是她的妈妈自觉自愿地到养老院养老，不好意思去麻烦女儿。我的同学对妈妈也没有太多情感依恋，所以她的妈妈这样做是对的。她们两个人定期见见面，这就是她们的关系。她妈妈其实也很清楚，我跟女儿的关系就是这样的。

所以，你要接受你跟妈妈的关系，也许最后做好照顾关系就够了。如果要修复好依恋关系，可能还会唤起你特别多的伤心事。

5

Q：小时候，来自父母的陪伴很少，很没有安全感，成年以后怎么办呢？

A：的确，童年时父母的陪伴较少，比较容易导致孩子缺乏安全感。成年后缺乏安全感表现在以下两个方面。

第一，黏滞性。例如，一个缺乏安全感的女人结婚后，可能不管老公到哪儿，她都黏着。比如老公去锻炼身体、参加同学会等她都跟着；老公出差，她每天打电话要追问他在哪儿、做什么、跟什么人在一起，甚至让老公把电话放在旁边不准挂断，等听够了她自己挂断。所幸有些男人能够接受妻子这种方式，能够非常宽容地对待，甚或乐在其中。对于缺乏安全感的女性，如果能有一个这样的伴侣长期相伴，那么她也能过得很好，并且早年的创伤在一定程度上也能得到弥补。当然，并不是每一个缺乏安全感的人都会这样。

第二，有补偿性行为。"童年时妈妈经常离开我，让我缺乏安全感，我很不喜欢做这样的妈妈，于是我一定要做一个绝不离开孩子的妈妈。"这样的女性成为妈妈后，就会无微不至地照顾和陪伴孩子。这对孩子小时候的确是好的，因为孩子就是需要妈妈的陪伴。但是当孩子长大以后，妈妈就得让他放飞，因为你已经把孩子养大成为独立的一个人。

依恋关系理论有一个假设——早年形成的关系会持续一辈子。依据这个理论，童年没有安全感，是否一辈子就没有安全感了？不一定。因为早年形成的关系能够被修正。比如这种依恋缺陷可以被婆家修正。在自己家感到冷漠、暴力、被抛弃、被虐待、被指责和被贬低，但长大以后，到了自己的婆家，丈夫对她好，公公婆婆对她也好，她觉得自己在婆家找到了真正家的感觉，早年的不安全感就会被修正。所以大家也要相信，你在成年的过程中会碰到一些关系，能够修正你过去的一些创伤。

因为我是女性，我才会这样吗

1

Q：堕胎对女性的心理及其生育有什么影响？

A：说到堕胎，有的人认为孩子还没成形或出生就不能算是一个人。基督教的教义认为生命形成于胚胎，一旦受精卵形成就应该作为一个生命来对待。

如果这是你的第一胎，可能对你有特别的意义——你有怀孕能力。很多时候虽然你有子宫、有月经，但不等于你有怀孕能力。发生堕胎会让你有特别大的自卑感。能不能怀上孩子直到足月，然后把他生出来，这会给很多女性带来特别大的焦虑感。怀不怀得上，怀上了以后留不留得住，留下来以后生不生得出来，养不养得活，这些是不同的问题。

我的一个学生，她对自己既往的堕胎有哀悼的意识。她堕胎3次后一直怀不上，她就给堕胎的老大、老二、老三都取了名字，再分别用一个小玩具代表他们，每次出去都带着，她真的把他们当作一个个生命。神奇的是，不久老四怀上了。她用这种方式完成自己的哀悼，对自己的心理有积极意义。有的时候完成哀悼以后，后面的孩子才能来得了、留得住、养得大。

2

Q：作为女生，找男朋友或结婚对象，会对自己的人生有很重要的影响，我们在判断或选择另一半上，家庭因素会产生什么影响？

A：我们不能忽略的是，女性选择男性伴侣的标准会在某种程度上与父亲重叠。有时我们会很吃惊地发现，她是照着自己父亲的模子去找丈夫的。所以，我们首先要考虑的就是父亲发挥了多大的作用。通常，对于女儿来说，她早期与母亲的关系是养育照顾关系。3~5岁的时候，她建立关系的兴趣开始转向父亲。这种转向是特别有意义的，因为只有转向父亲以后，她才能认识到自己的女性身份，她认为在父亲的眼里，这个女儿才是真正的女儿。所以父亲对女儿形成对自己女性角色的认同比较重要。等到青春期，她开始有一些女性的秘密，月经、恋爱的心思需要跟母亲分享。从这个意义上来说，真正要成为女人，她还得从父亲的怀里转投到母亲的怀里，去认同女性的角色。

假如一个女孩在母亲是女强人，父亲特别弱小，或长期不在家的家庭长大，她很有可能会害怕结婚，不想恋爱，觉得天下男人都是坏的。外婆和妈妈拉扯孩子长大，这种家庭特别常见，我们不禁要问男人跑哪儿去了？这种家庭，男人要不然很弱，要不然就离婚了，女性把男性排斥在外。现实中，除了男性太弱之外，也有男性太花，使得女性抱团形成对男性的敌视。

只有一个稳定的像英雄般的父亲，能够使女儿真正变成女人，并且在女儿今后的生活中有着比较稳定的作用。所以，女孩会找什么样的男朋友或丈夫，源头可以追溯到父亲是一个什么样的父亲。

3

Q：母亲强烈地想生儿子，但是生了女儿，会对这个女儿有影响吗？

A：会的，因为母亲强烈地想生儿子的心情，是对自己的女性身份不太认同。我们看到很多例子，这种情况其实从外婆那时候就开始了。比如，外婆因为生了女儿而自杀，而现在的妈妈就是外婆自杀前生下的女儿，所以她不认同自己的女性身份，于是她特别想生儿子，结果她生了女儿，这样的情况往往会导致母女关系特别糟糕。虽然这是特例，但是在临床中类似的情况并不少见。也就是说，作为孩子，是不是父母想要的孩子，非常重要。

因为孩子一生下来，父母不仅很失望，而且很愤怒，这种失望和愤怒会在潜意识中传递给孩子。

临床中有一种病叫婴儿湿疹。有时候，婴儿湿疹代表着母亲不喜欢孩子。有时候不喜欢是隐性的，但有时候不喜欢就是显性的。可以看到不被母亲喜欢的孩子，常常有这种特征：经常哭闹，食欲不好、吐奶，晚上不睡觉，容易发烧，去医院怎么治都治不好。因为母亲在照顾孩子的过程中极不耐烦，孩子能够感觉到这种敌意，这对于婴儿来说基本上是活不下来的感觉。因此，特别闹腾的孩子，往往要回到母子或母女关系中去考察。

4

Q：我是女性，小时候缺少了父亲的角色，那么成年后怎么补回来？

A：早年父亲角色的缺失，成年后补回来的机会其实很多，比如你在上学的时候与男同学、男老师的关系。从某种意义上说，社会角色能够部分替代或弥补父亲的角色。

我们常说，孩子的内心留有父亲母亲的位置。现实中如果父亲母亲都不到位，那么这个位置就空着。直到有一天有人去填充这个位置，自然缺失的父母就能在一定程度上得到弥补。

有很多孩子在学校里特别愿意跟老师亲近，如果老师又愿意跟这个孩子亲近，那么慢慢地，这个老师逐渐就代替了父亲母亲的位置。

　　社会对继母或者继父多少有些偏见，认为他们往往对孩子不好，这种想法其实有时候是有失公允的。因为在长期的生活中，继母也好，继父也好，可能真的就很好地填补了父亲或母亲的位置。前不久我听到一件很感动的事，一个女孩跟妈妈的男朋友关系特别好，逐渐喜欢上了母亲的男朋友。他们出去玩的时候，当妈妈的男朋友去上厕所时，她在外面叫："爸爸，我们在外面等你。"可以看到，这个孩子内心把妈妈的男朋友已经当作自己的父亲了，一家三口在一起幸福地生活。

　　另一个常常能够终身替代父亲角色的人就是丈夫。如果丈夫对你呵护有加，那么缺失的父亲角色他是能够替代的。

因为这些问题，我才会这样吗

1

　　Q：重男轻女的观念对男性的人格会产生什么影响？

　　A：我是南方人，记得我小时候回南方老家时，我要自己到小溪里洗自己的内裤，但被堂姐一把抢过去，说"这种事情怎么能让男孩做呢"。当时，我感觉到被女性理所当然地呵护、重视。对于男性来说，这种被女性呵护和重视，一方面是好的，男性会觉得被善待和滋养，并可以获得毫不保留的爱和赞赏，从而拥有很高的自我价值感，这是对男性人格积极的影响。另一方面，女性的爱和呵护把男性包裹起来，甚至吞噬掉，他就会变成一个长不大的孩子，也就是妈宝男，无法离开家庭。还有一种情况是，在女性的怀抱里养得非常好的男性，他也不是妈宝男，也可以走上社会跟同性交往，非常有女人缘，很多女孩都很喜欢他。但是，他有一个问题，我们给他一个名称：永恒少年。也就是说，他无法承担家庭的责任，不能承担一个父亲的角色。

2

Q：我最近几年独处时间久了，有点儿离群索居，家人就有一种很灰心的感觉，觉得我以后可能会独自生活。开始我不觉得有什么，但家里人说多了，我觉得独处好像不是很好，这样下去我会怎样？

A：独处导致两种不一样的表现，一是孤独，一是孤单。

孤单是一个人非常渴望和别人亲近，可是在与人交往的过程中被排斥，久而久之就变成一个人，没有朋友。所以孤单的人是渴望有人际关系的，比如朋友。如果你的家人说的是这种情况，你当然应该增加社交，去寻找并建立自己的朋友圈，哪怕只有一两个朋友也是很好的。孤单的感觉如同婴儿时期半夜醒来发现父母不在身边，自己一个人在黑暗之中孤立无助。

有人针对婴儿在什么情况下睡得最好做过实验。实验分为三种情况：

第一种，寂静无声。静到一根针掉在地下都听得见，基本上把噪声降为零。结果表明，在这种特别安静的环境下，婴儿会被安静的环境吓醒。有时候在极度寂静的环境中，你可以听到自己的心跳声等声音。当这个孩子只能听到自己的声音时，他甚至会被自己吓着。这时他必须听到其他声音，然后他哭了，他听到自己哭的声音。所以特别安静，是孩子无法入睡的一个原因。

第二种，特别大的噪声，或者特别刺激的、不适的声音。在这种情况下，孩子同样无法入睡。

第三种，在人行道上随意录的声音，有些嘈杂的声音，有些人的声音。在这种情况下，孩子睡得比较好。这些声音，你听不清楚是谁的，以及他们在说什么，可是你把这个录音放在孩子的耳边，他就酣然入睡。

这个实验说明，人需要有其他人在，有适度的声音在，也就是我们说的有人气，没有了这些就是孤单的。

孤独是什么呢？孤独就是你曾经交往的一些关系内化到你的内心。即你心中有万马奔腾，你心中有故事、有人物，这些人物在互相对话，你也可能穿越到几百年甚至几千年以前，跟古代的先贤对话，你完全不需要周围有什么人，这就是孤独的感觉。所以，孤独是一个人自己跟自己、自己跟宇宙、自己跟自然对话，它是客体内化的一种表现。

3

Q：讨好型人格如何去修正？

A：修正人格，一般来说都比较难。但从长期心理成长的角度看，实现人格修正的第一步是对自己的讨好有觉察。如果没有觉察，就可以叫作讨好和谐型——旁人看着恶心，当事人仍然讨好得不亦乐乎。别人做不来，可是他做得来，而且做得很开心，很自然，他是和谐的，所以他不需要改变。

荣格有一个词叫作面具，每个人在社会上都会戴着不同的面具生活。面具在这儿并不是一个贬义词，是指一个人在适应社会的过程中，发展出适应社会的应对方式。

所以，讨好型人格不是讨好型人格障碍，它实际上是当事人以这种方式去适应社会，这可能使周围的某些人不舒服，但是也可能使某些人很舒服。对于讨好型人格感到不舒服的人，就不戴这个面具。

4

Q：社交恐惧应该怎么办？

A：对于社交恐惧，心理治疗有一个疗效的评定。第一个评定：如果关系搞好了，治疗就视作有效。第二个评定：如果你能够让来访者在你面前倾诉，把情绪、秘密说出来，也对他有帮助。第三个评定是暴露，所谓暴露，就是到人多的地方去。当然，暴露是循序渐进的，如果一次暴露过于强烈，可能引发惊恐发作。例如，针对害怕在众人面前讲演的人的一种训练是让他到集市中大声朗读。当然，实际操作中会有非常多的条件和要求，对当事人是很大的挑战。这种训练，对有些人有效，对有些人则无效，反而可能使其变得更害怕。

我的观点是：社交恐惧也许是他的面具之一。社交恐惧的意思是：到人多的地方我会感到害怕，可是在人少的地方或者在自己家里就一点儿都不害怕，像正常人一样。换句话说，我们假设有某些事情让他害怕，但是他不知道是什么事情，于是，他就把他的害怕用某一个情境来定义，比如说，人多的地方。所以，当人多的地方和他害怕的东西联系起来，他就把他的害怕投射到社交恐惧中，这样的话，他就可以在其他情境中表现正常。

如果大家理解社交恐惧其实是作为症状帮助当事人在其他情境中保持正常，从这个意义上来说，社交恐惧就不用去管它，因为你可以选择不去人多的地方。我有一个同学有社交恐惧，但是他想当医生，可是当医生每天都要见患者和家属，有一堆人围着，最后他的选择是不当医生，而是去做动物实验。他在实验室里见的人少，打交道的都是动物，他就不怕了。他自己做的选择能让他正常地生活。所以，我对社交恐惧的第二个回答就是顺其自然，就如有的医生所说："哎，给你个定义，社交恐惧，给你一些抗焦虑的药。如果没有影响你的正常生活，那就让它去吧。"

每个人都有自己的习惯或者是怪癖。有的人要洗手，洗很多次，有的人喜欢人多的地方，有的人喜欢人少的地方，有的人喜欢每天喝咖啡，假如都把它们当作症状，那症状就太多了。所以我们也要正常化自己，即不要把这些表现、癖好当作症状，也许它们就是我们的面具，不必把它们看作是病态的。

5

Q：曾经有过创业失败的经历，现在害怕开始新的事业怎么办？

A：有一个概念叫重复，即如果你失败了一次，再去做又失败，那就说明你没有吸取经验。还有一种情况是如果你再去做，也失败了，可是第一次失败和第二次失败不太一样，说不定还有新的发现。那么这就不只是单纯地重复，而是把前面的失败变成了经验。曾经有过创业失败的经历，害怕开始新的事业，那你不妨重拾旧的事业，看一看你能否在旧的事业之上玩出新花样。此外，失败几乎是不可避免的，没有人能一帆风顺，这是常态。

6

Q：我觉得现在很开心，但以后会为现在的开心付出更大的代价，该怎么办？

A：我们有两种主义，乐观主义和悲观主义。乐观主义者看一切事物，都是乐观的，比如只有半杯水了，他说："噢！还有半杯水！"悲观主义者看一切事物，都是悲观的，同样只有半杯水，他会说："啊！只剩半杯水！"所以，我认为"觉得现在开心，以后会付出更大的代价"，这是一个单纯的悲观主义者。但是，不能说乐观主义就是好的，悲观主义就是不好的。我建议大家当一个乐观的悲观主义者。为什么这么说呢？我们来到世上，终将走向死亡，命运的结局是注定的，因为你无法活过时间。这是悲观的。可是，我们在短短的人生中，是不是要让自己活得开心一点儿、有意义一点儿，觉得津津有味一点儿呢？在有限的人生中能够体验到自己的价值，能够在悲观的大局下仍然积极地生活，追求自己的价值和快乐，就称为乐观的悲观主义者。

虽然人生不如意十之八九，但是，我们还可以看到天边的白云，还可以看到雨后的彩虹……

分离体验量表第 2 版（DES Ⅱ）

本问卷包含 28 个与你在日常生活中可能出现的体验有关的问题。我们想了解你出现这些体验的频率。需要注意的是，在出现这些体验时，请确认你当时没有受到酒精或毒品的影响。

在回答问卷时，请思考每个问题与你的情况相符的程度，然后在符合你目前情况的数字上画圈（完全不符合为 0，完全符合为 100，单位 %）。

1. 有些人有这样的体验，他们骑着自行车（或开车）走着，突然意识到，怎么自己一点儿也想不起来在整个或部分的行驶过程中发生了什么。请你在所给的百分比数字中选择符合你目前情况的数字画圈：

0   10   20   30   40   50   60   70   80   90   100

2. 有些人有时正在听某人说话时突然意识到，自己对刚才所谈内容的全部或者部分好像什么也没听见。请你在所给的百分比数字中选择符合你目前情况的数字画圈：

0   10   20   30   40   50   60   70   80   90   100

3. 有些人有这样的体验：突然发现自己到了某个地方，却不知道怎么来的。请你在所给的百分比数字中选择符合你目前情况的数字画圈：

0   10   20   30   40   50   60   70   80   90   100

4. 有些人有这样的体验：注意到自己身上所穿的衣服，却想不起来自己怎么穿上这身衣服的。请你在所给的百分比数字中选择符合你目前情况的数字画圈：

0   10   20   30   40   50   60   70   80   90   100

5. 有些人有这样的体验：在自己的东西中发现了新的物品，可是物品是怎么来的，却回忆不起来。请你在所给的百分比数字中选择符合你目前情况的数字画圈：

0   10   20   30   40   50   60   70   80   90   100

6. 有些人有这样的体验：有些他们并不认识的人朝他们走来，这些人用别的名字向他们打招呼或者自称认识他们。请你在所给的百分比数字中选择符合你目前情况的数字画圈：

0   10   20   30   40   50   60   70   80   90   100

7. 有些人有时有这样的感觉，觉得自己像是站在自己旁边，或者看着自己正在干着什么。有时他们会由此产生一种正在看着一个陌生人的感觉。请你在所给的百分比数字中选择符合你目前情况的数字画圈：

0   10   20   30   40   50   60   70   80   90   100

8. 有些人被说成是，他们认不出自己的朋友或家人了。请你在所给的百分比数字中选择符合你目前情况的数字画圈：

0   10   20   30   40   50   60   70   80   90   100

（续表）

9. 有些人不记得他们生活中的重要事件了（例如：婚礼或者毕业典礼）。请你在所给的百分比数字中选择符合你目前情况的数字画圈：

0　　10　　20　　30　　40　　50　　60　　70　　80　　90　　100

10. 有些人感觉自己肯定没有撒谎，但别人却责备他们撒谎。请你在所给的百分比数字中选择符合你目前情况的数字画圈：

0　　10　　20　　30　　40　　50　　60　　70　　80　　90　　100

11. 有些人在照镜子时认不出自己了。请你在所给的百分比数字中选择符合你目前情况的数字画圈：

0　　10　　20　　30　　40　　50　　60　　70　　80　　90　　100

12. 有些人有这样的体验，他们觉得周围的其他人、物和世界不真实。请你在所给的百分比数字中选择符合你目前情况的数字画圈：

0　　10　　20　　30　　40　　50　　60　　70　　80　　90　　100

13. 有些人有这样的感觉，就好像他们的身体不属于他们自己了。请你在所给的百分比数字中选择符合你目前情况的数字画圈：

0　　10　　20　　30　　40　　50　　60　　70　　80　　90　　100

14. 有些人在回忆一件早先经历过的事情时，有时会产生很强烈的体验，就好像再次经历了这一事件似的。请你在所给的百分比数字中选择符合你目前情况的数字画圈：

0　　10　　20　　30　　40　　50　　60　　70　　80　　90　　100

15. 有些人有时分不清，有些事情是自己真实经历过，还是自己做的梦。请你在所给的百分比数字中选择符合你目前情况的数字画圈：

0　　10　　20　　30　　40　　50　　60　　70　　80　　90　　100

16. 有些人有时感觉一个自己熟悉的地方变得陌生和不熟悉了。请你在所给的百分比数字中选择符合你目前情况的数字画圈：

0　　10　　20　　30　　40　　50　　60　　70　　80　　90　　100

17. 有些人有这样的体验：当他们看电影太投入时，就感觉不到周围其他事物的存在。请你在所给的百分比数字中选择符合你目前情况的数字画圈：

0　　10　　20　　30　　40　　50　　60　　70　　80　　90　　100

（续表）

---

18. 有些人在幻想和做白日梦时感觉特别强烈，以至于觉得那些就像是真的一样。请你在所给的百分比数字中选择符合你目前情况的数字画圈：

0　　10　　20　　30　　40　　50　　60　　70　　80　　90　　100

---

19. 有些人有这样的体验，他们有时候感觉不到疼痛。请你在所给的百分比数字中选择符合你目前情况的数字画圈：

0　　10　　20　　30　　40　　50　　60　　70　　80　　90　　100

---

20. 有些人有时候就呆呆地坐在那儿，既没想任何事情，也感觉不到时间的流逝。请你在所给的百分比数字中选择符合你目前情况的数字画圈：

0　　10　　20　　30　　40　　50　　60　　70　　80　　90　　100

---

21. 有些人在独处时出声地跟自己说话。请你在所给的百分比数字中选择符合你目前情况的数字画圈：

0　　10　　20　　30　　40　　50　　60　　70　　80　　90　　100

---

22. 有些人发现，他们在不同场合的举止差别很大，以至于感觉自己就像两个人。请你在所给的百分比数字中选择符合你目前情况的数字画圈：

0　　10　　20　　30　　40　　50　　60　　70　　80　　90　　100

---

23. 有些人有这样的体验，一些平时感到困难的事情却在特定的情景下能轻松自如地完成（例如：运动、工作、应对公共场合）。请你在所给的百分比数字中选择符合你目前情况的数字画圈：

0　　10　　20　　30　　40　　50　　60　　70　　80　　90　　100

---

24. 有些人有时记不清，某件事情是他们已经做了，还是他们只是想过要去做（例如：把一封信投入信箱或者只是想着要投）。请你在所给的百分比数字中选择符合你目前情况的数字画圈：

0　　10　　20　　30　　40　　50　　60　　70　　80　　90　　100

---

25. 有些人会从自己身边的一些现象中发现，自己一定是做了些什么，但对此却毫无印象。请你在所给的百分比数字中选择符合你目前情况的数字画圈：

0　　10　　20　　30　　40　　50　　60　　70　　80　　90　　100

---

26. 有些人有时候在自己的物品中发现小纸片、图画或者笔记，这些肯定出自自己的手，却怎么也想不起来自己是怎么完成的。请你在所给的百分比数字中选择符合你目前情况的数字画圈：

0　　10　　20　　30　　40　　50　　60　　70　　80　　90　　100

---

27. 有些人有时听到自己头脑中有一个声音，声音会指示他们应该做什么，或者对自己刚刚做过的事情加以评论。请你在所给的百分比数字中选择符合你目前情况的数字画圈：

0　　10　　20　　30　　40　　50　　60　　70　　80　　90　　100

28. 有些人有时感觉自己好像是透过一层雾在感知着世界，所以其他人或物好像离自己很远或者不太清晰。请你在所给的百分比数字中选择符合你目前情况的数字画圈：

0　　10　　20　　30　　40　　50　　60　　70　　80　　90　　100

计分方式：

测试者对每个题目自评百分比，就是每个题目的得分，比如，在某一题上选择了 30%，那么计分为 30 分，选择 100%，则计分为 100 分。得分计算：将 28 道题目得分相加，然后除以 28，得到分值。

判断依据：

（1）若分值＜30 分，则分离体验为阴性，即很少或者几乎没有解离状态；

（2）若分值≥30 分，则分离体验为阳性，即可能需要就解离状态的问题寻求心理治疗师的帮助，以进一步确认测试者是否存在创伤性的解离状态。